読む常備薬

図解 知らないと危険!!

失明リスクのある病気の治療法

加齢黄斑変性、網膜色素変性症、糖尿病性網膜症の真実

深作眼科院長
深作秀春

正しい知識を持ち、適切に治療し、体の寿命に目の健康を追いつかせる！

なにを食べようか、どれを買おうか、どこへいこうか。インターネットで情報を収集し、そこから選択、判断する生活が当たり前になっています。信憑性の低い情報に惑わされて後悔することもあるでしょうが、命に関わることではないと思います。では健康においてはどうでしょうか？　昨今の新型コロナウイルス感染症では、流行当初はさまざまな情報が飛び交い、振り回される状況でした。しばらくしても「なにが正しいのか？」という戸惑いは消えず、行動の判断基準は曖昧なまま。こうした状況下で〝情報を疑う〟という視点が生まれたといえるでしょう。しかし、長年信じられてきたもの、疑うことすらなかったことに対しては、人々はまだ無頓着。医療でいうと、目の病気がそれに当たります。

日本の医療は発展している、最先端だという先入観があります。もちろん、医療全体で見ればそうかもしれません。しかし、結論からいうと、日本の眼科医学の水準は世界と比べてかなり低いです。さらにメディアで発信されている目の健康法には間違ったものも多々見受けられます。信憑性の低い情報に惑わされることで、最悪〝失明〟という事態を招くと、後悔だけではすまされません。

今こそ正しい情報を収集し、知識を深める必要があります。それは多くの人に〝失明〟の可能性があるからです。目を酷使する社会背景も関係しています。寿命は延びていますが、目の健康寿命はそれに追いついていません。目の機能を失って長生きすることを望みますか？　誰も「はい」とはいえないでしょう。ではどうするか？　目の病気を早期に発見し、適切な治療をし、正しい健康法に基づいて予防することです。私は約25万件の手術を手掛け、成功を遂げてきました。難病といわれている病気も治療しています。すべての目の病気に治療法があるのです。この私の言葉に納得してもらい、自身の目の健康に向き合ってもらうためにも、まずは本書で真実を知ってください。

深作 秀春

みなさんは目の病気の“真実”を知らない！

～とある患者がセカンドオピニオンを求めて～

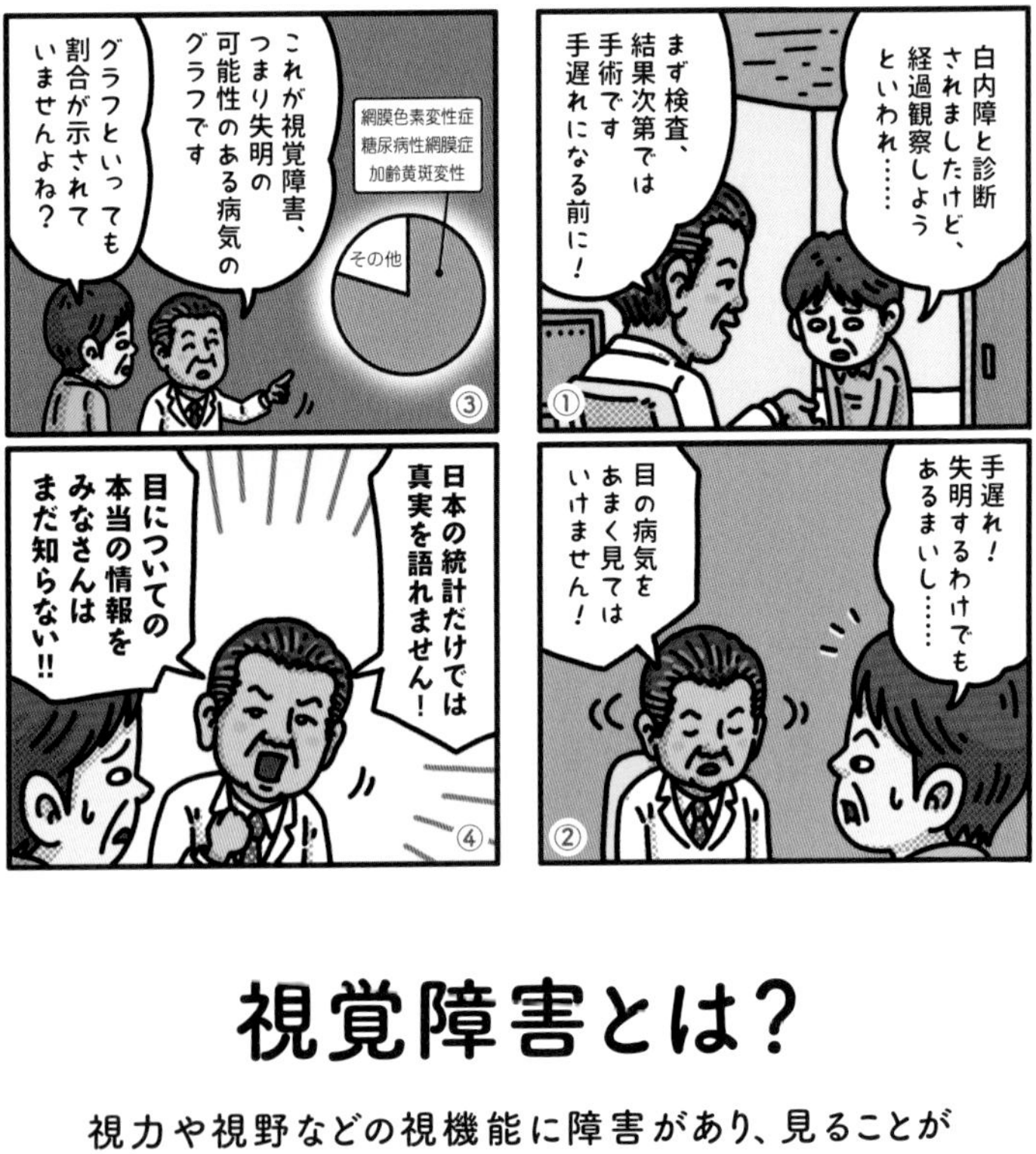
白内障と診断されましたけど、経過観察しようといわれ……
まず検査、結果次第では手術です 手遅れになる前に！
①
手遅れ！ 失明するわけでもあるまいし……
目の病気をあまく見てはいけません！
②
網膜色素変性症
糖尿病性網膜症
加齢黄斑変性
その他
これが視覚障害、つまり失明の可能性のある病気のグラフです
グラフといっても割合が示されていませんよね？
③
日本の統計だけでは真実を語れません！
目についての本当の情報をみなさんはまだ知らない!!
④

視覚障害とは？

視力や視野などの視機能に障害があり、見ることが不自由または不可能になっている状態。この状態を“失明”と表現されることもある。

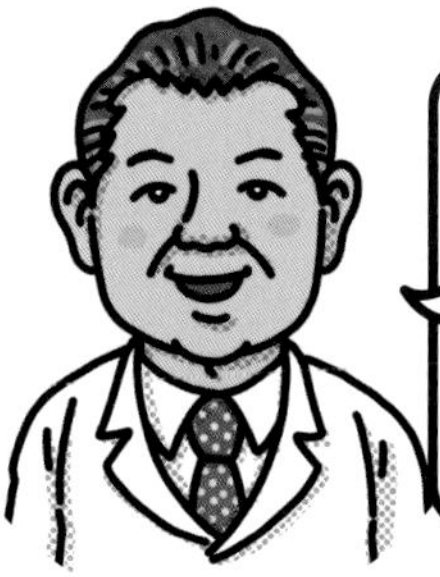

深作眼科院長の深作秀春です。この本では大切なお知らせをします。それはみなさんが目の病気について正しい情報を得られていないこと。そのために手遅れ、悪化というケースも多々発生していること。この本で目の病気の真実と、すべての病気には治療法があることをお伝えしていきます。

複数の病気が合併していることが多い

白内障は緑内障を合併していることが多く、あらゆる病気で網膜剥離を引き起こす可能性がある。

早期治療をしなければ視力を失うこともある

症状の悪化、合併症が起こることで、失明のリスクが高まる。逆に適切な治療をすれば視力を取り戻せる。

失明の可能性のある病気はさまざま

加齢黄斑変性、網膜色素変性症、糖尿病性網膜症など、失明の危険を伴う病気の患者数が増えている。

技術力の高い医師なら目の病気は治せる

世界では治療法が確立されており、最先端の設備と高度な技術を持つ医師であれば患者を救える。

目の病気の実態、治療の真実を知れば人生を遠くまで見られるようになる!

もくじ

2章　失明リスクのある病気の治し方

3章　目の健康維持はセルフケア

緑内障だけではない！
視覚障害になりうる目の病気

失明する危険性は誰にでもある
目の不調は早期治療のサイン

**人生100年時代といわれても
その時代は見えている?**

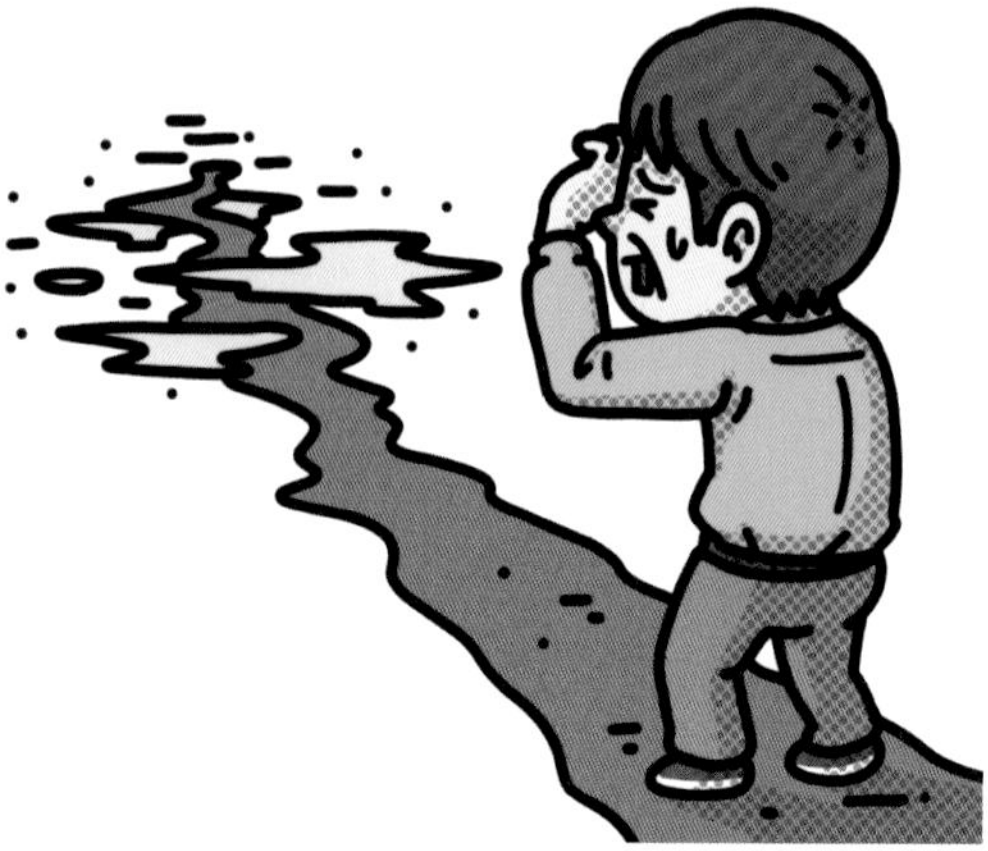

臓器の中でむき出しの状態なのは目のみ。それだけでリスクがあると思いませんか？また情報の8割以上が目から入ってきているといわれるほど、**目は酷使されています**。失明の可能性がある病気では緑内障がよく知られていますが、実はそれ以外にも適切な治療をしないと視力を失う病気がさまざまあります。その中でも**加齢黄斑変性、網膜色素変性症、糖尿病性網膜症を患う人が増えています**。

視力を失う可能性を知っておく

視覚障害を招く病気で、どれが一番リスクの高い病気なのかを発表している機関もあるが、あらゆる側面から見ると、どれが最も危険かは判断できない。また、複数の病気を併発しているケースも少なくない。

○ 視覚障害になりうる病気

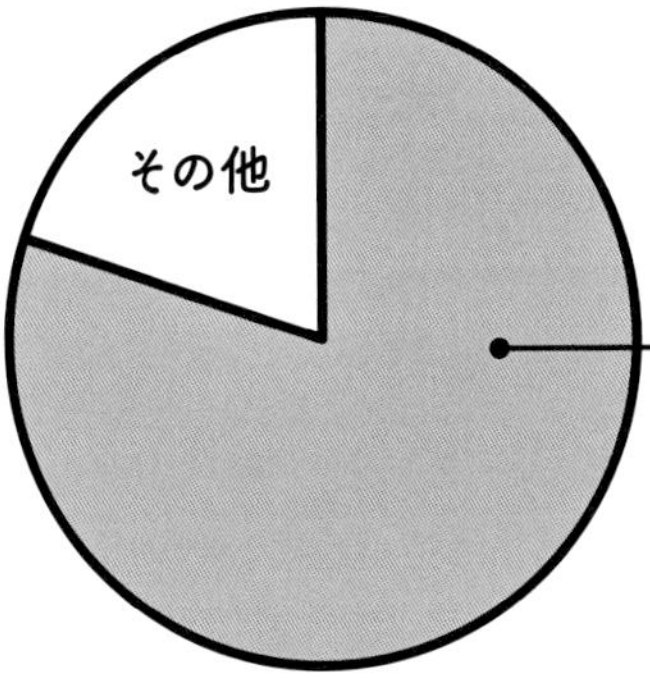

緑内障
網膜色素変性症
糖尿病性網膜症
加齢黄斑変性
脈絡網膜萎縮
視神経萎縮
白内障
脳卒中
角膜疾患
強度近視

○ なぜ割合を数値で表せないのか？

日本と世界とでは診断基準が違う

適切な診断をされていないこともある

複数の病気を併発していることがある

発症する人数が増え続けている

アメリカでは失明の危険性が最も高い！

加齢黄斑変性

P76

特徴 **1** 加齢によって老廃物（ドルーゼン）が蓄積し、ものがゆがんで見え、視力が低下する。

特徴 **2** 世界では確定診断される病状でも、日本では診断基準の違いから除外されることがある。

特徴 **3** 初期、中期では治せる。末期になると難しくなるが、治療法はある（医学に絶対無理はない）。

年々増加している病気 情報も治療法も混乱している

自覚症状がないために気づかれずに病状が進行する緑内障。加齢によって発症率が高まることで、気に留めている人もいるでしょう。もちろん緑内障は早期発見、治療が原則です。ただ、同様に注意すべき病気があります。

例えば**加齢黄斑変性はアメリカでは失明の危険性が最も高い病気**として扱われており、日本でも発症数が増えています。**網膜色素変性症は日本では難病指定されている病気**ですが、実は治療法があります。**糖尿病性網膜症は相反する内科治療によって目の病状を悪化させてしまうことのある病気**です。本書ではこの3つの病気をより詳しく解説します。

失明の危険性が高く、緑内障と混同されることもある

網膜色素変性症

P86

特徴1 視細胞の異常によって視野が狭くなり、白内障や緑内障を合併する。

特徴2 緑内障と診断されるケースもあるが、障害を起こしている要因は異なる。

特徴3 日本では難病指定の病気で治療が難しいとされているが、世界ではさまざまな治療が行われている。

糖尿病患者の増加に伴い、視覚障害への注意が一層高まる

糖尿病性網膜症

P96

特徴1 糖尿病の合併症。血圧の急激な上下変動で血管障害を招き、目の機能に支障が出る。

特徴2 血糖値コントロールの観点が内科とは異なることがある。個人の血糖値管理が極めて重要。

特徴3 治療は難しいとされているが、世界では治療法が確立されており、推奨される予防法もある。

加齢黄斑変性の早期発見シート

次の項目で当てはまるものにチェックを入れよう。

- □ 家族や親戚に加齢黄斑変性を患った人がいる（いた）。
- □ 虹彩（黒目の内側にある瞳孔の周りのドーナツ状の部分）の色がうすい。
- □ 高血圧である。
- □ 高コレステロール血症である。
- □ 女性である。
- □ 心血管・循環器疾患がある。
- □ 50歳以上である。

上記にチェックが複数入った人は
発症する可能性が高い傾向にあると捉えておこう。
加齢黄斑変性は治療できる！

→詳しくはP76～を参照。

症状

□ 視力が低下している（した）。

□ 視野中に黒い影が見える（暗点）。

□ アムスラーチャート（P20参照）で線がゆがんで見えたり部分的に見えなかったりする。

□ 色の識別が難しい。

□ 明るい光を浴びたあとの視機能の回復が悪い。

□ 色のコントラストの区別がわかりにくい。

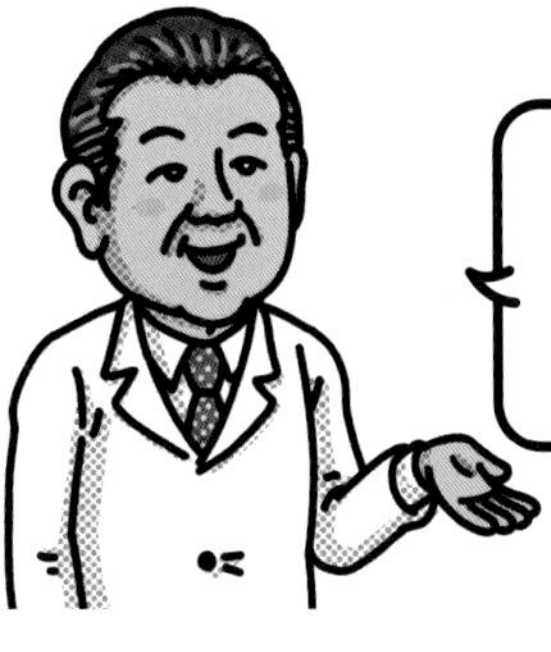

ひとつでもチェックがついた人は速やかに受診を！　初期、中期では軽快する治療法があり、末期の場合でも治療によって回復・改善をはかれます。

網膜色素変性症の早期発見シート

次の項目で当てはまるものにチェックを入れよう。

症状

- □ 夜道がよく見えず、歩きにくい。
- □ 見える範囲が狭くなった。
- □ 急に視力が落ちた。
- □ 色味がぼける。
- □ 家族や親戚に似た症状の人がいる（いた）。
- □ 太陽の下で過ごしたあと、しばらくずっと見えにくい。
- □ 細かい線がわからない。
- □ 中間色が見えない。早い年齢で白内障になった。
- □ ものがゆがんで見える。
- □ 人の顔を見ても部分的にしか見えない。
- □ 暗いところで以前より見えにくくなった。

右記にチェックが複数入った人は
発症する可能性が高い傾向にあると捉えておこう。
網膜色素変性症は治療できる！

→詳しくはP86 ～を参照。

網膜色素変性症は合併症を伴いやすい。緑内障、網膜炎などを併発している可能性もある。また、網膜色素変性症は発症しておらず、緑内障や網膜炎などの発症だったケースもある。

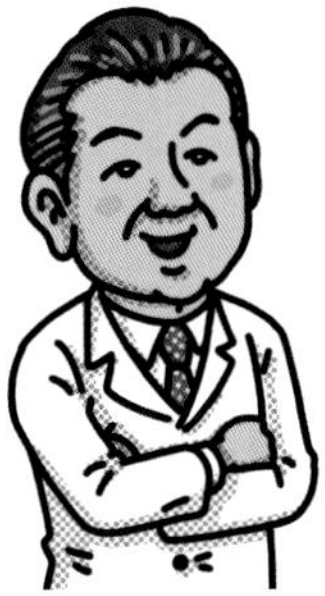

ひとつでもチェックがついた人は速やかに受診を！　難病指定である病気ですが、あらゆる可能性を考えて臨床治療を行っています。また進行がゆるやかなために治療を遅らせるようなケースもあるようですが、合併症の対処など、一刻を争う局面もあります。

糖尿病性網膜症の早期発見シート

次の項目で当てはまるものにチェックを入れよう。

- □ 糖尿病を患っている。
- □ 家族や親戚に糖尿病を患った人がいる（いた）。
- □ のどがやたら渇き、小用が多い。
- □ 尿が甘いにおいがする。泡が立つ。
- □ 肥満、メタボリックシンドロームで食事量が多い。
- □ 食事配分で糖質が多すぎる。

糖尿病の発現後に合併症として現れる。
眼科で糖尿病性網膜症と診断されてから
糖尿病が発覚することもある。
糖質をコントロールすることで予防もできる。

→詳しくはP96～を参照。

症状

- □ 急に赤黒い墨のようなものが視界に流れてきた。
- □ ものがゆがんで見える。
- □ 視力が低下している（した）。
- □ 部分的に見えなくなった。
- □ 明るい光を浴びたあとの視機能の回復が悪い。
- □ アムスラーチャート（P20参照）で微細なゆがみを発見できる。

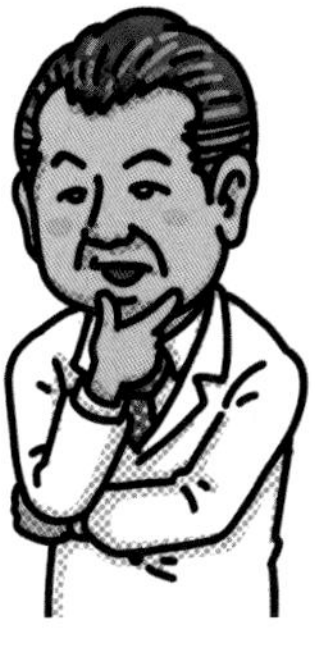

ひとつでもチェックがついた人は速やかに受診を！　内科と眼科では治療方針が異なることがあります。眼科では目だけでなく相対的に回復に向かう治療を行います。また、網膜剥離になることもあるため、早期に治療するに越したことはありません。

アムスラーチャートで見え方チェック

片目で下記のシートの中心にある黒い点を見て
格子状の線がどんなふうに見えたかをチェックしよう。

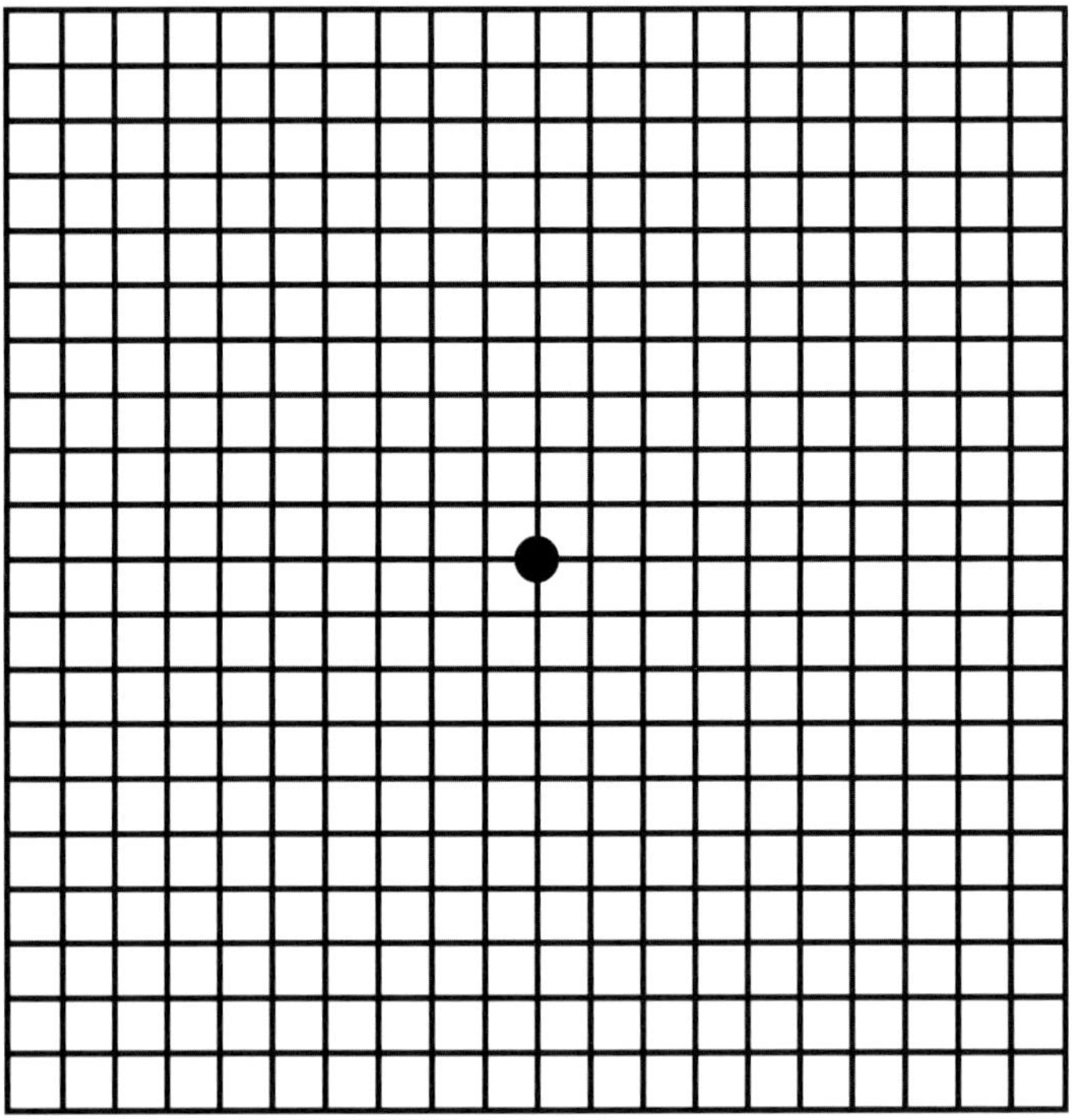

❶ 手で片目を覆う。

❷ シートから30cmほど離れ、中央の黒い点を見たまま格子状の線がどのように見えるか記録する。

❸ 反対側の目も同様に行う。

次の項目で当てはまるものにチェックを入れよう。

- □ 中心がゆがんで見える。
- □ 中心が黒く見える。
- □ 中心が欠けて見える。
- □ 全体的にぼやけて見えにくい。
- □ 左右の目のどちらかがよく見えない。
- □ 片隅が欠けて見える。

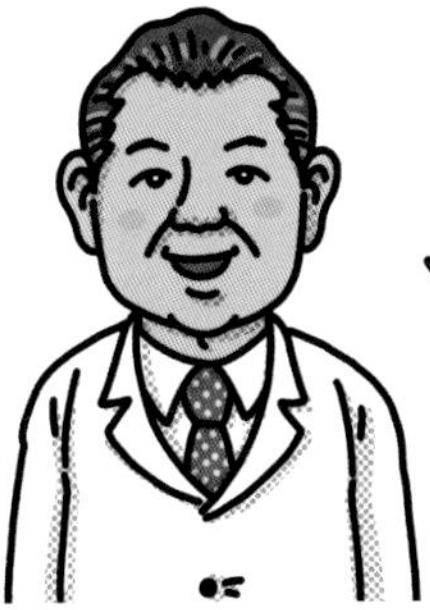

ひとつでもチェックがついた人は網膜の異常が疑われます。加齢黄斑変性、網膜色素変性症、糖尿病性網膜症のほか、さまざまな目の病気を発症している可能性があります。またメガネやコンタクトレンズをしている場合は、それらが目に合っていないことも考えられます。

←次のページで見え方別で疑われる病気について解説。

アムスラーチャートの見え方別
疑われる病気の一例

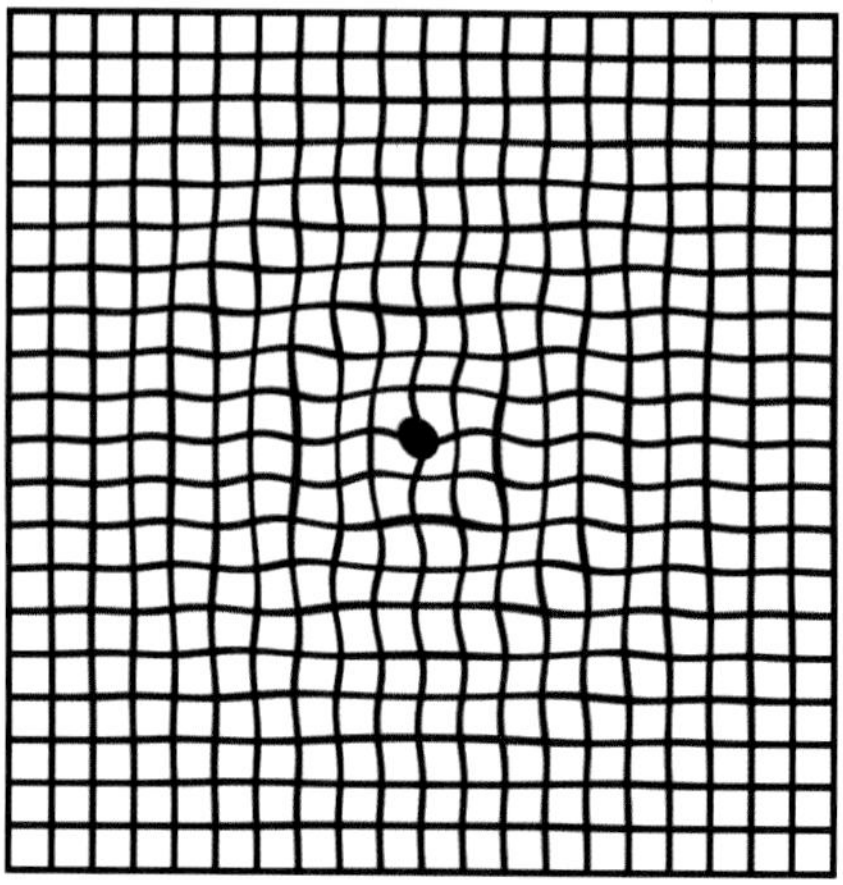

中心がゆがんで見える

黄斑上膜（物体を鮮明に視覚する機能の黄斑にある網膜の上の増殖膜）が張っている。または網膜にむくみが生じている可能性がある。

疑われる病気の一例

加齢黄斑変性
黄斑上膜
網膜剥離裂孔

中心が黒く見える

網膜の細胞の異常が疑われる。考えられる病気はさまざまあり、適切な検査による診断が求められる。

疑われる病気の一例

加齢黄斑変性
網膜剥離

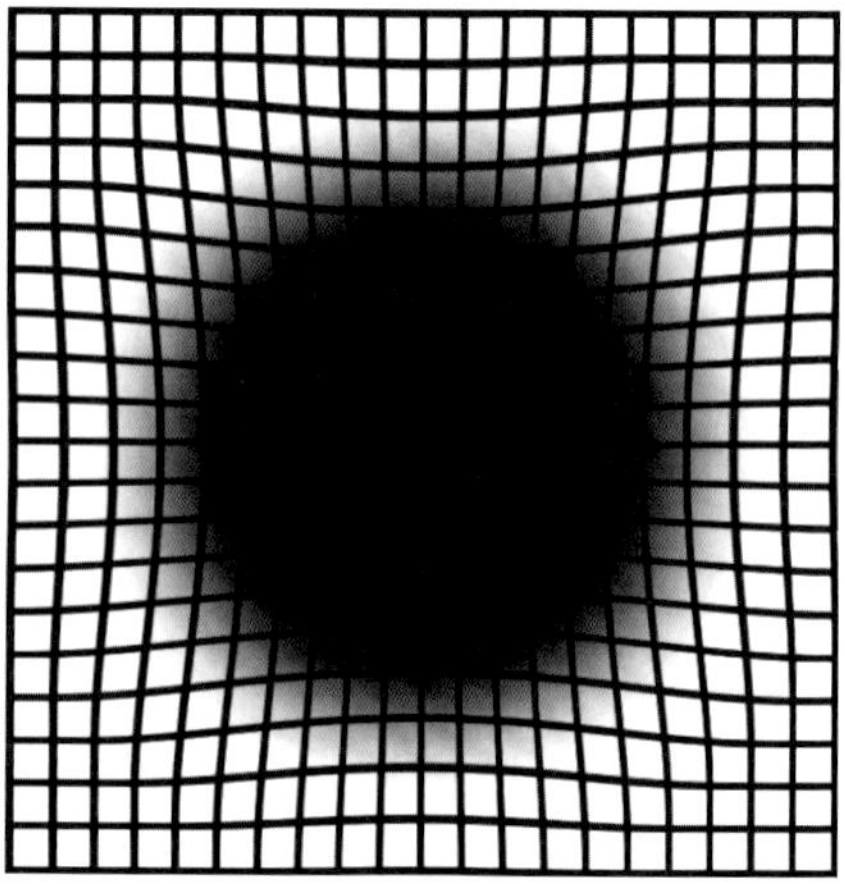

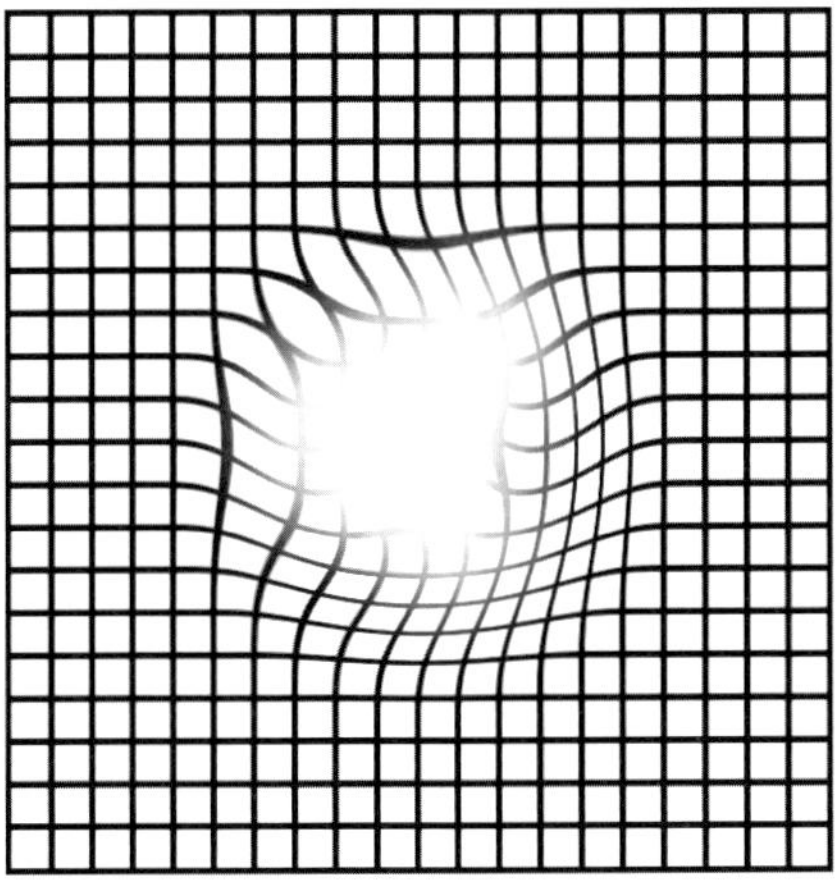

中心が欠けて見える

網膜になんらかの障害が生じている。考えられる病気はさまざまあり、適切な検査による診断が求められる。

疑われる病気の一例

加齢黄斑変性
糖尿病性網膜症

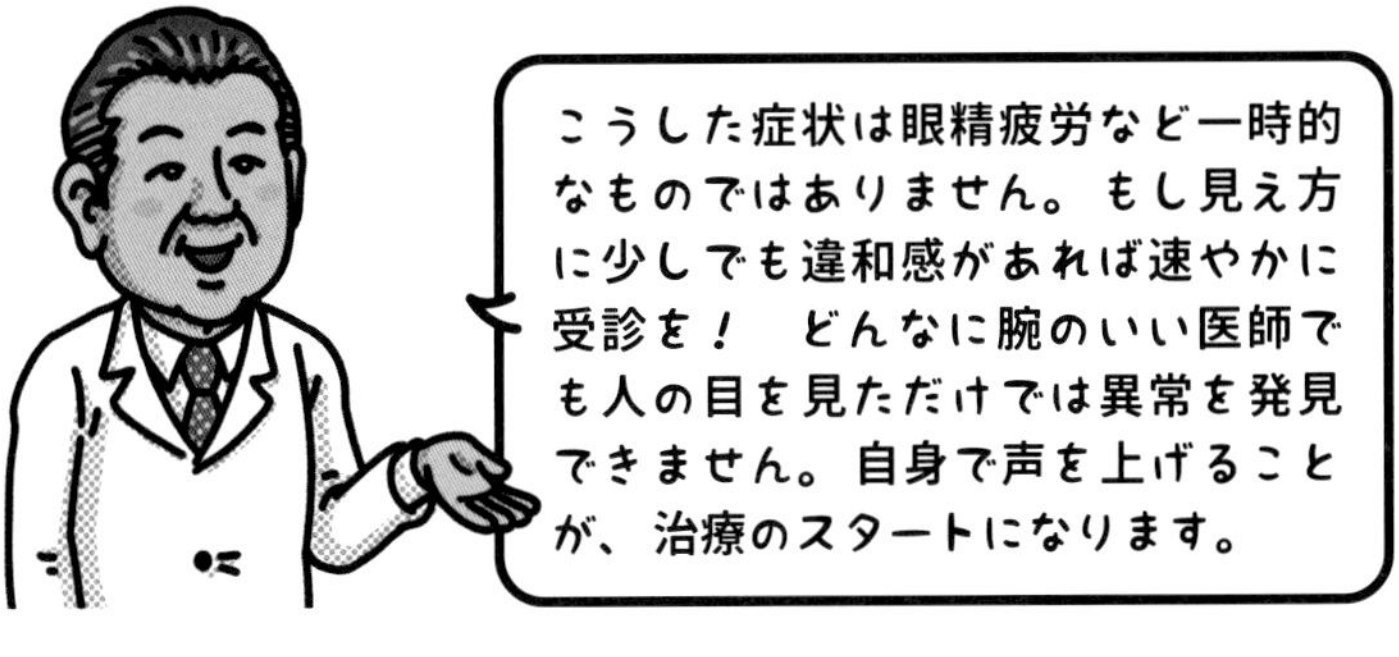
こうした症状は眼精疲労など一時的なものではありません。もし見え方に少しでも違和感があれば速やかに受診を！　どんなに腕のいい医師でも人の目を見ただけでは異常を発見できません。自身で声を上げることが、治療のスタートになります。

※上記の図はイメージです。見え方には個人差があります。

加齢で目の健康リスクが高まっている

目の寿命は体の寿命より短い

日本人の平均寿命

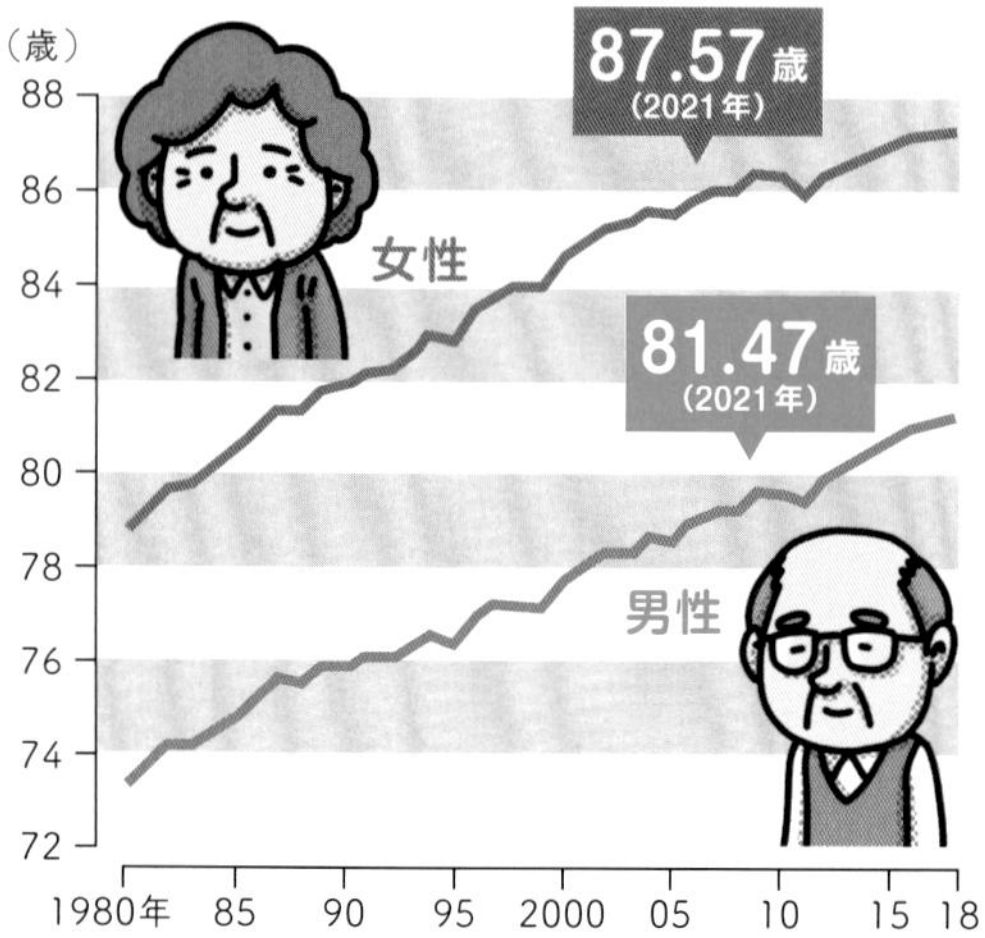

（歳）
88
86
84
82
80
78
76
74
72
87.57歳
（2021年）
女性
81.47歳
（2021年）
男性
1980年
85
90
95
2000
05
10
15
18

目の寿命は70歳くらいで止まったまま？

目の不調が生じることで体のあらゆる機能に影響を及ぼす

健康寿命（健康上の問題で日常生活が制限されることなく生活できる期間）と平均寿命の差は10年前後。その要因のひとつが目の不調でしょう。私たちは主に目から入る情報をもとに活動していますが、これが遮られると脳が衰え、運動量の減少から体のあらゆる機能が低下してしまいます。もっと目に関心を持つべき。なぜなら**何歳になっても視力は回復し、目の病気は軽快する**からです。

目の不調は人生に支障をきたす

視覚障害だけでなく目の不調によって日常生活が制限される。
それは自身だけでなく、家族の人生にも関わる。

自分の生活

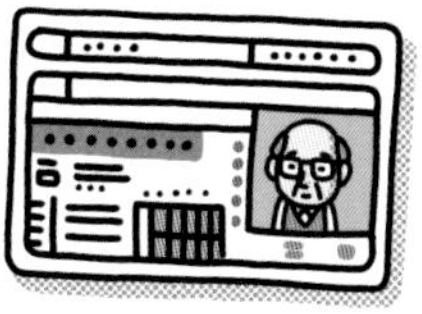

- 自動車や自転車が運転できない。
- 視覚からの情報が制限される。
- 生活範囲が狭まる。

体を動かすことが減り、身体的な衰えが加速。

脳の衰え、精神負担などにより認知症を患う要因になる。

家族の介助

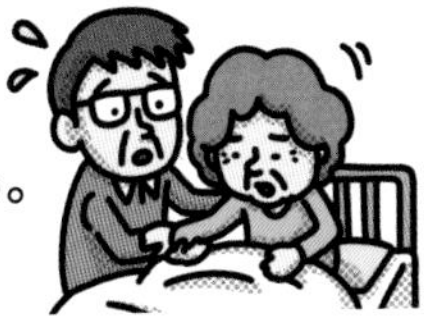

- 子ども、配偶者、親の世話が困難。
- 自身の健康管理や予防が不十分になる。
- 経済的負担が大きくなる。

心身の疲労が増し、ほかの病気を併発しやすくなる。

ストレス過多により精神疾患を引き起こしてしまう。

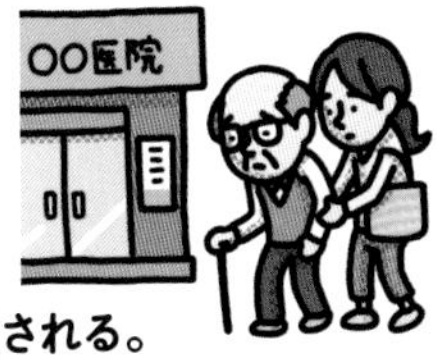

家族からの介助

- 通院に家族のつき添いが必要。
- 自分でできることが減っていく。
- 気分が落ち込み、体の機能障害が助長される。

家族に負い目を感じ、精神的な疲労が増す。

気力が落ち、生きがいを感じられなくなる。

目を守るのは世界水準の医療

日本の眼科医療は20年遅れ

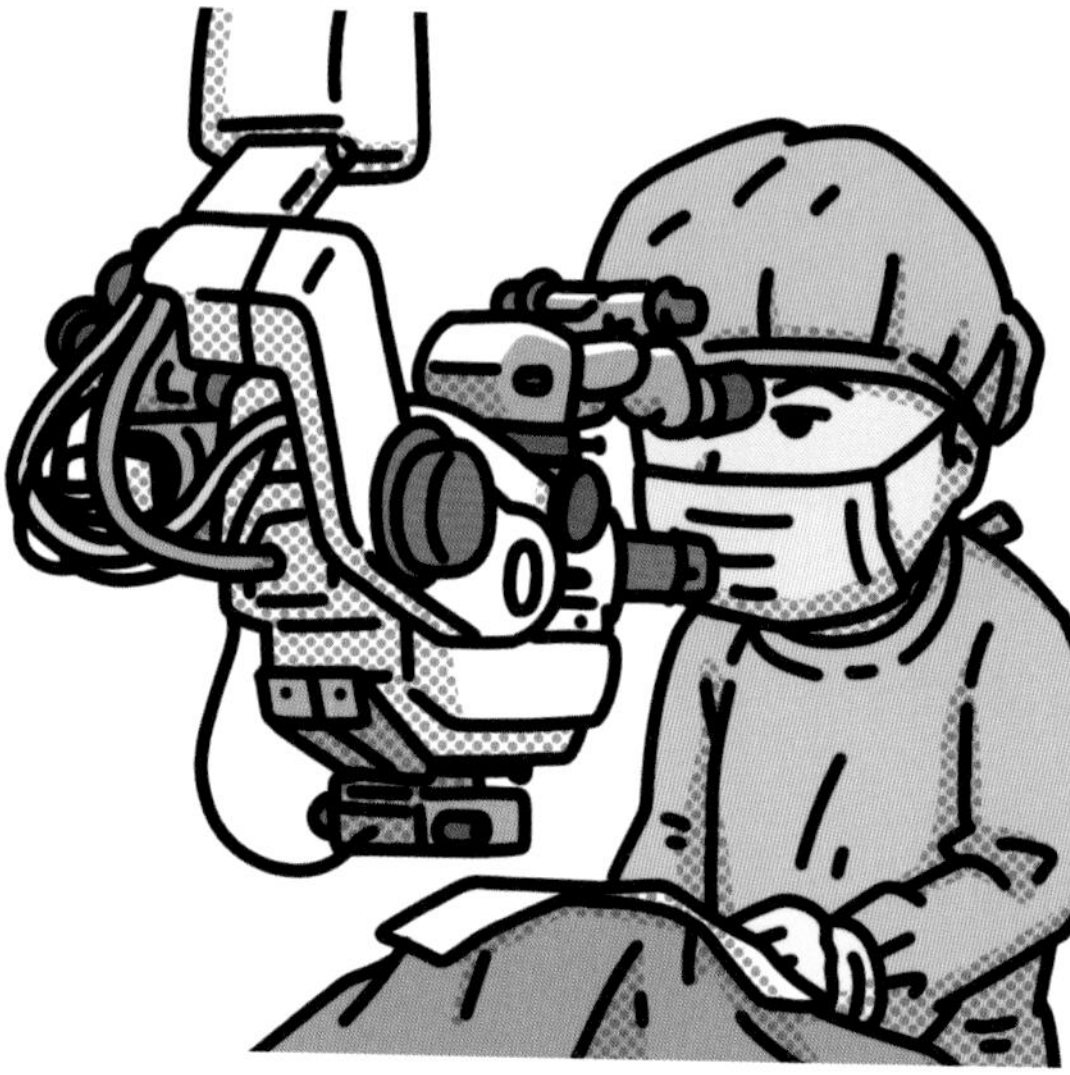

どんな病気でも必ず治療法はある！

残念なことに「様子を見ましょう」とか「とりあえず薬で」という医師の言葉に違和感のない人もいるでしょう。これは医療ではあってはならないこと。まして「治療法がない」というのは言語道断の文句です。日本の平均的な眼科医療は世界水準より20年も遅れていると思います。世界で重んじられているのは臨床現場。**最先端の設備と医師の高い技術があれば、本来はほとんどの病気に対処できます。**

適切な診断と治療を受けられている？

医学や医療技術は日々アップグレードされている。
日本の医療は世界に誇れるものだが、眼科医療に関しては古く、
場合によっては間違った治療法が行われている。

○ 医療の間違った情報→本書で徹底的に解説！

目の病気は薬のみで治せる

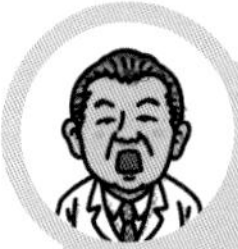

病気の進行を遅らせるだけでは、根本治療とはいえません。異常なところに対処し、適正な視機能を取り戻すことが、本来の治療。

目の病気によっては治療法がない

“絶対に治せない”という考えは、医療に存在してはならないこと。最先端の設備、高い技術があればどんな病気も治療できます。

加齢による目の衰えは仕方ない

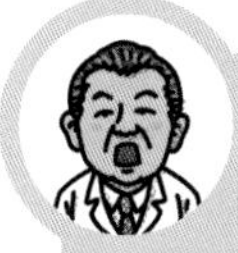

何歳になっても視力を回復させることができ、加齢による障害にも対処できます。早期発見と治療が大原則で、予防を推進します。

古い情報と間違った情報が阻む

目の健康維持と病気の軽快

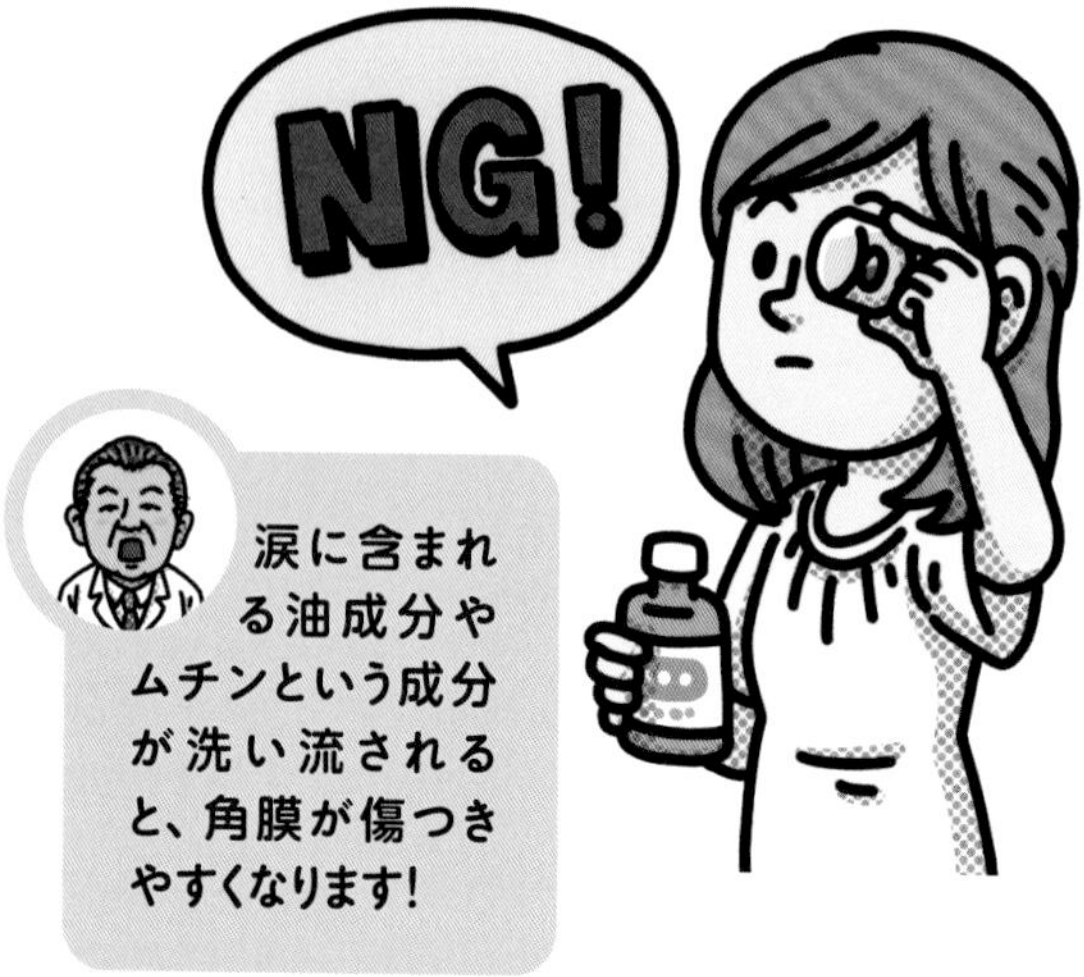
NG!
涙に含まれる油成分やムチンという成分が洗い流されると、角膜が傷つきやすくなります!

医学的根拠なしの情報が蔓延 むしろデメリットな迷信も多数

小学校の水泳の授業のあとに目を洗うための蛇口「洗顔器」は廃止されています。当然のことですね。塩素消毒されたプールの水が目によくないことは確かですが、水道水にも害となる成分が含まれており、なにより角膜を守る涙や油分まで洗い流してしまうのですから。こうした**医学的根拠のない情報**は迷信だけでなく、メディアで発信されることも。これらを鵜呑みにしてはいけません。

根拠のない情報を安易に信じていない？

目の健康効果をうたう情報はあふれており、
常識扱いされているようなものも。しかし、医学的根拠がなく、
むしろデメリットがあるような内容も少なくない。

○ 身近にある間違った情報の一例（詳細は3章で解説）

眼球体操は眼精疲労や脳疲労を解消する

目の汚れを専用液で洗い流せば病気や花粉症を予防できる

3D アートを見ると視力が回復する

レーシック矯正手術はどこでも安全

ブルーベリーを食べると目がよくなる

メガネをかけると視力が落ちていく

間違った医療情報と最先端医療の常識❶

「白内障」編

間違い：白内障は経過観察、
もしくは薬で様子を見る
新常識：白内障は手術で早期に治療するべき

私たちの目は、カメラのレンズの役割を持つ水晶体が厚みや表面のカーブを変化させ、光を曲げる屈折力を変えることで焦点を合わせています。この水晶体がタンパク質の変性によって濁り、見えにくくなる病気を白内障といいます。世界水準の治療では、多焦点眼内レンズの移植手術や硝子体手術によって、濁った水晶体を取り除くとともに視力を回復させる処置をします。ところが日本には、薬を処方して経過を見るという医療機関も少なくないようです。それは手術の設備や技術がないことも理由のひとつですが、医師の知識の乏しさが大きな要因だと思われます。

白内障を治す有効策は手術しかないにもかかわらず、その手術を遅らせることは弊害しかありません。病状が悪化するだけでなく、緑内障など別の病気を併発させることがあるからです。場合によっては視神経が障害を受けてしまい、取り返しのつかない事態を招くことも。なぜなら視神経は再生させることができないからです。また、手術をしている医療機関でも適切な治療法が用いられていないことがあります。本来であれば白内障を治すとともに視力の回復もはかりますが、手術後に視力が低下してしまうようなことも。こうした事態になるならば、かえって手術をしないまま、時間をかけてでも世界水準の治療を行う医療機関を見つけたほうがずっと望ましいのです。

1章

目の構造と機能障害

治療につながる基礎知識

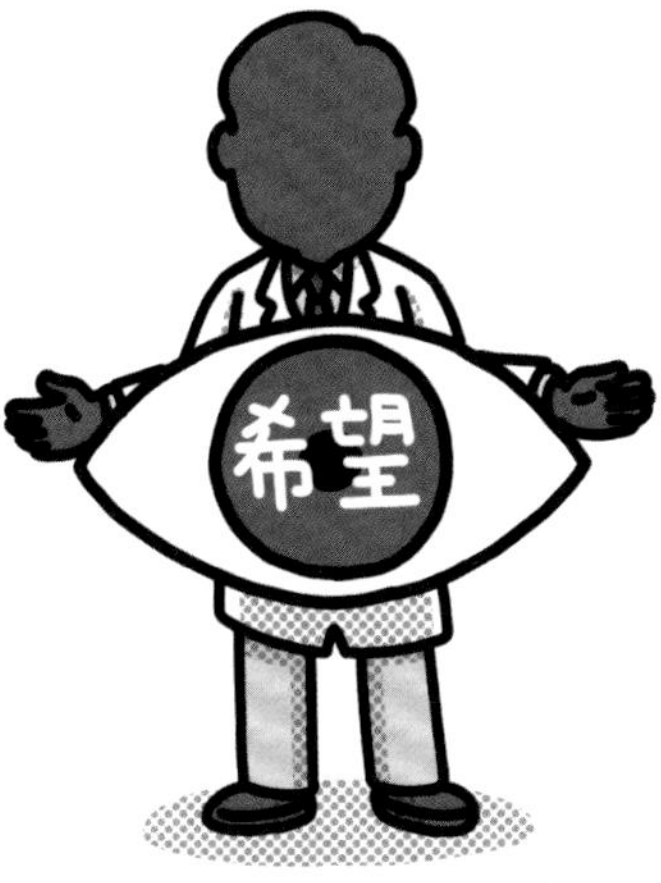

人間の目はとても精巧なしくみを備えている。
目の構造を知り、視力や病気との関連性を理解しておこう。
それが治療の適性を見極める知識になる。

タイプ

目の構造①

五感の中で最も高い情報収集力 機械以上に精巧な目のしくみ

レンズ、フィルムを備え センサーで脳に伝える

人間が受け取る情報のうち8割以上が視覚からのもの。それだけ大切な臓器なのにむき出しなのです。それは情報のもととなる光を直接取り込む必要があるからです。目はよくカメラに例えられますが、**光は角膜、水晶体でそれぞれ屈折し、網膜で像を結ぶしくみ**。水晶体がレンズで、網膜がフィルムの役割です。この**情報が視神経から脳へ伝達**され、なにを見ているのかを認識できるのです。

目は人体で唯一むき出しの臓器

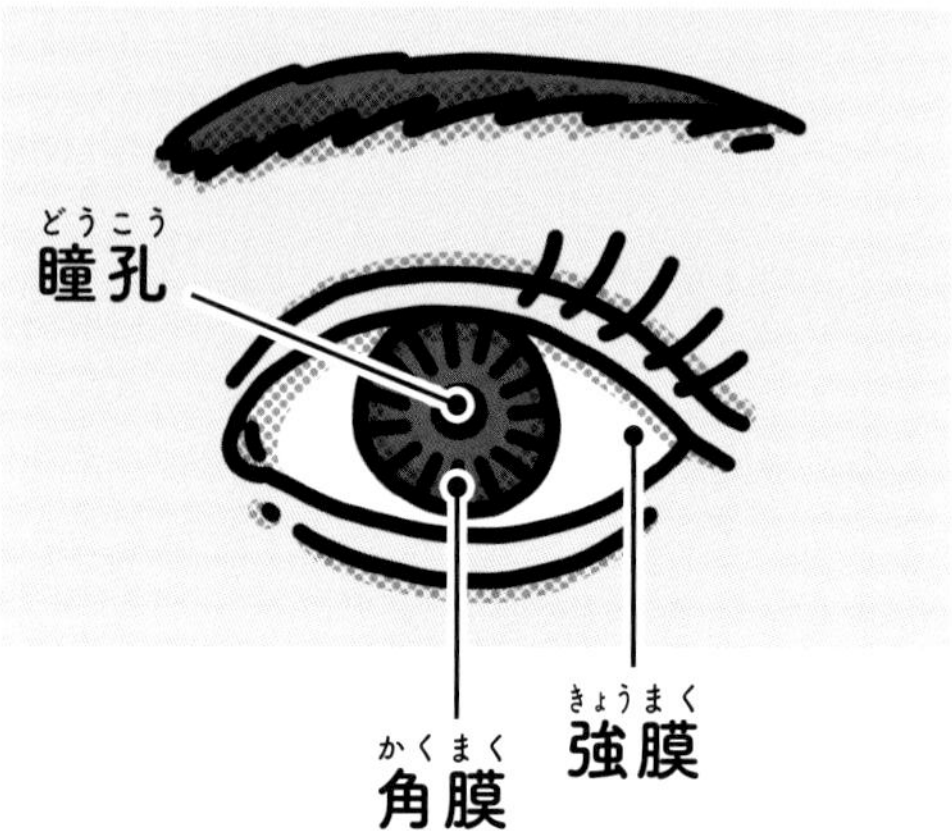

目はさまざまな組織で成り立っている

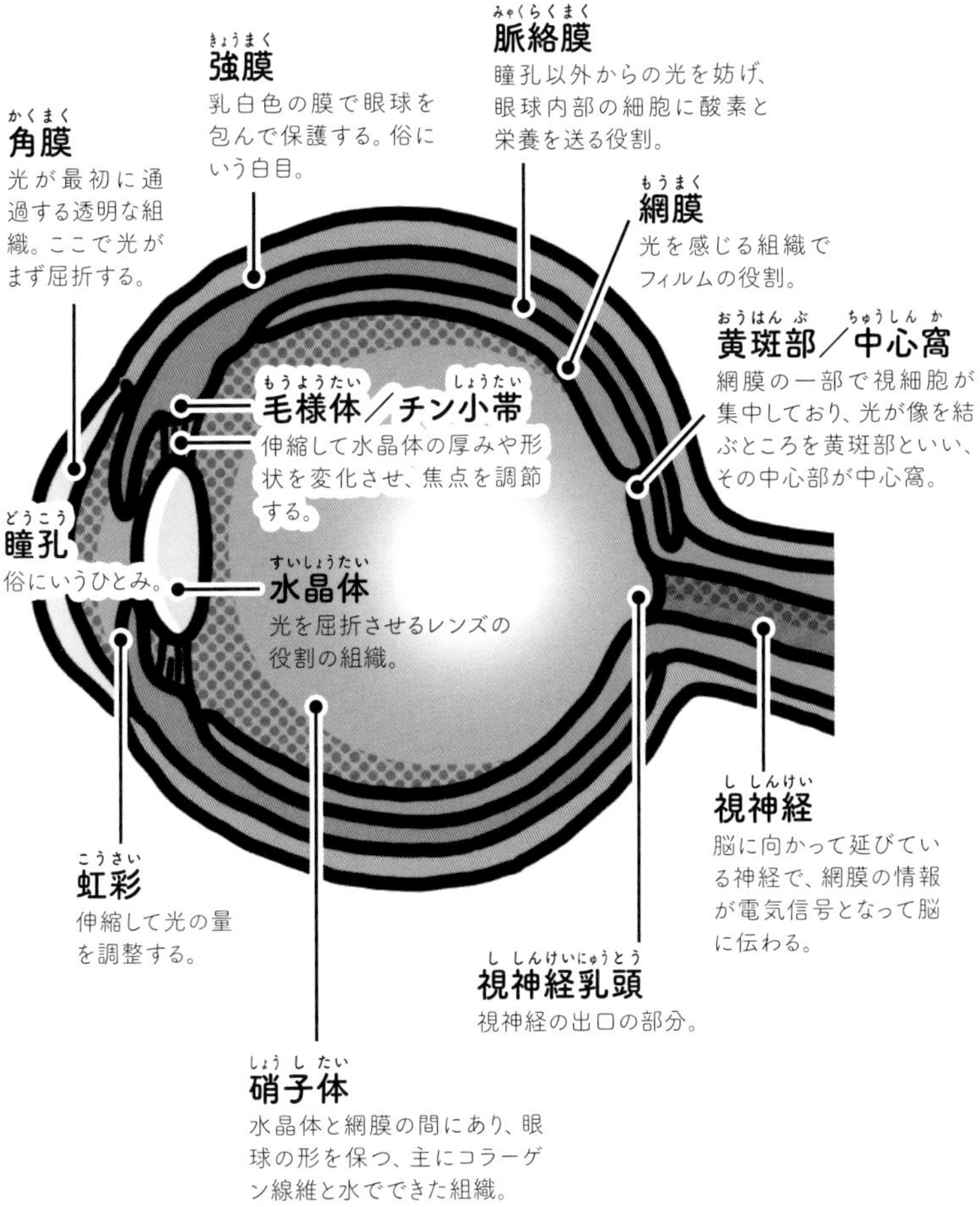
脈絡膜《みゃくらくまく》
瞳孔以外からの光を妨げ、眼球内部の細胞に酸素と栄養を送る役割。
強膜《きょうまく》
乳白色の膜で眼球を包んで保護する。俗にいう白目。
角膜《かくまく》
光が最初に通過する透明な組織。ここで光がまず屈折する。
網膜《もうまく》
光を感じる組織でフィルムの役割。
黄斑部《おうはんぶ》／中心窩《ちゅうしんか》
網膜の一部で視細胞が集中しており、光が像を結ぶところを黄斑部といい、その中心部が中心窩。
毛様体《もうようたい》／チン小帯《しょうたい》
伸縮して水晶体の厚みや形状を変化させ、焦点を調節する。
瞳孔《どうこう》
俗にいうひとみ。
水晶体《すいしょうたい》
光を屈折させるレンズの役割の組織。
視神経《ししんけい》
脳に向かって延びている神経で、網膜の情報が電気信号となって脳に伝わる。
虹彩《こうさい》
伸縮して光の量を調整する。
視神経乳頭《ししんけいにゅうとう》
視神経の出口の部分。
硝子体《しょうしたい》
水晶体と網膜の間にあり、眼球の形を保つ、主にコラーゲン線維と水でできた組織。

タイプ

目の構造

②

〝目の働き〟とは？目が捉える画像情報

対象物の距離が違っても瞬時に判断できる機能

昨今、AIという人工知能はさまざまな分野で活躍しています。AIカメラというものも誕生しており、自動で画像処理をしたり、顔認識をしたりしてくれるそうです。スマホカメラでも自動で焦点を合わせて明るさ調整もしてくれますよね。

実はこのしくみが人体には備わっています。といっても生まれたころの視覚は、明るさを認識できる程度で、成長するにつれ視機能が

目の働き=視機能

視力
ものの形状を識別する能力で、どれくらい鮮明に見えるかが数値化される。度数とは、見える力を発揮するために必要とするレンズの屈折力のこと。

屈折と調節
ものの形状がゆがまないように光を屈折させて、網膜に映し出す。屈折異常は近視、遠視、乱視で、老眼は調節機能の低下で起こる。

眼球運動
対象物を目で追っていく力。大脳からの指令を受け、神経を介して外眼筋が働き、眼球が動くしくみ。

両眼視
左右の目で連携して脳で情報を組み合わせ、広い視野、立体視、距離感などを得る機能。左右で視力に偏りがあると不完全になる。

水晶体の厚みを変えてピントを合わす

○ 水晶体と調節機能

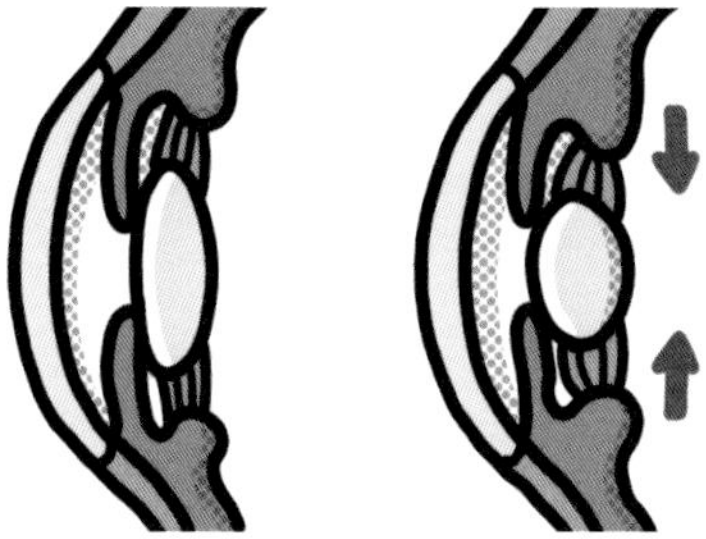

リラックスした状態　　近くを見るとき

毛様体にある毛様体筋が緊張し、チン小帯がゆるむことで水晶体が水平に引かれなくなり、水晶体自体の弾力で丸く厚くなって焦点を合わせる。

発達していきます。33ページで目の構造を解説していますが、さまざまな組織が役割を果たし〝見えた〟という結果を導きます。なにをもって結果とするかは、**ものの形状の鮮明度、色や明るさ、ものとの距離、ものの動くスピードや範囲**など、あらゆる要因が関わっています。さまざまな情報が視神経を介して脳に伝わり、脳で情報処理がされ〝見えた〟となるわけです。

この精密機能は無意識に働いています。例えば水晶体の厚みの変化。**近くを見るときは毛様体が緊張し、チン小帯がゆるむことで水晶体自体の弾力で厚くなり、焦点を合わせる**のです。誰も意識して毛様体を緊張させているわけではありませんよね。ただ、この**視機能は生涯同様に保てるとはいかない**わけです。

タイプ
目の構造
③

なぜ視力は下がるのか？ 目に起きている変化

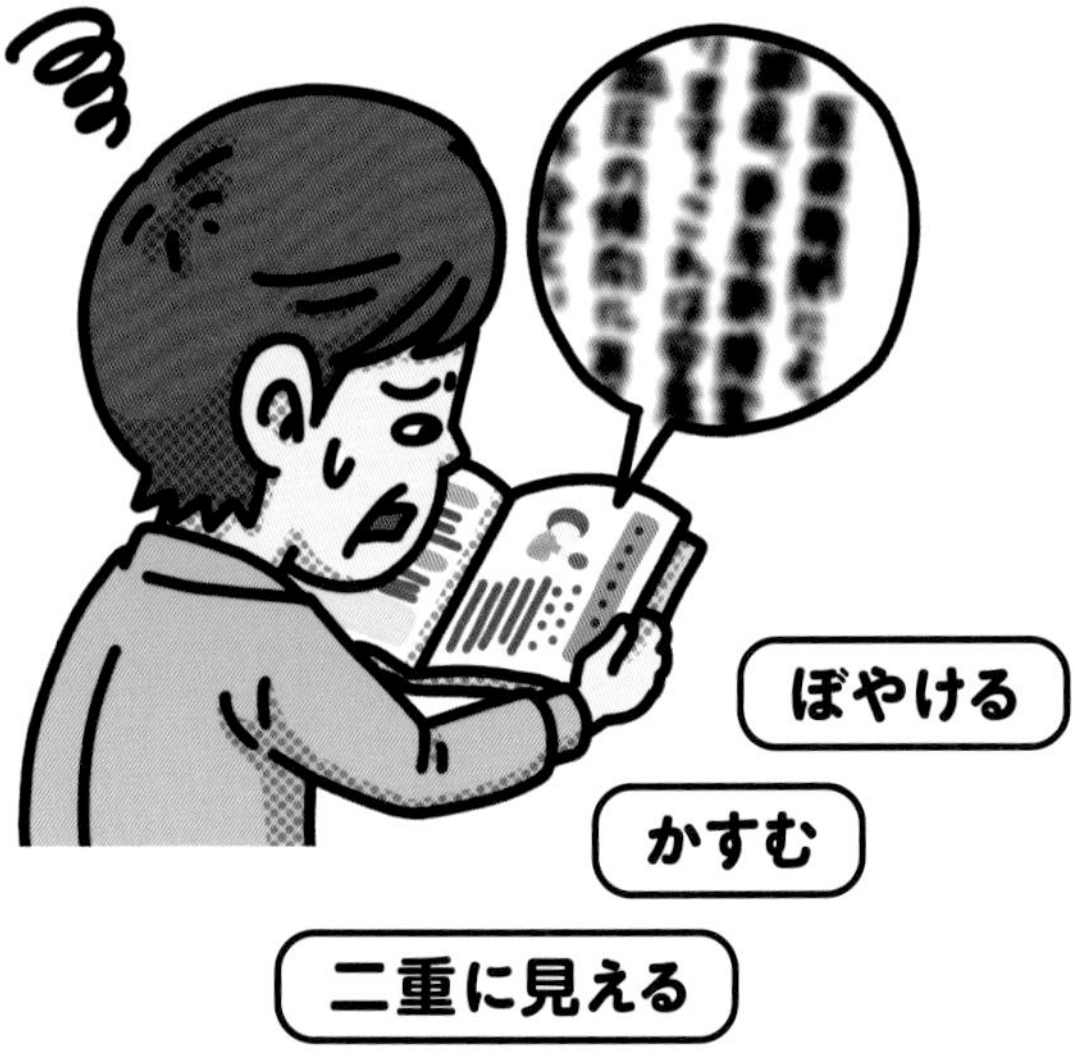

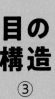

組織の一部にでも障害があると視力が低下する

電化製品、自動車、パソコン……どんなものでも寿命がありますよね。ただ同じものを使っていても、使う人によって寿命を迎えるタイミングは違うでしょう。それは使い方やメンテナンスの違いがあるから。**目も同じように寿命があります**。私は65～70年くらいだと思っていますが、それよりも前にトラブルは発生します。もちろんすべての人がまったく同じ目ではないので一概にはいえません

近視や遠視以外で視力が低下する要因

要因1 角膜、水晶体、硝子体に障害がある場合

角膜の細胞が損傷する（ドライアイなど）、水晶体が濁る（白内障など）、硝子体の出血（糖尿病性網膜症など）などで視力が低下することが多々ある。

要因2 網膜に障害ある場合

網膜の病気は、網膜剥離、糖尿病性網膜症、網膜血管閉塞症、黄斑上膜、黄斑円孔などさまざまで、いずれも視力低下がみられる。

要因3 神経経路に障害がある場合

視神経に障害があるほか、脳から眼球を動かす筋肉につながる眼球運動神経の障害によっても正常な視覚が成立しなくなり、視力低下につながる。

が、使い方とメンテナンスは大きく関係しています。

目のトラブルで多くの人が抱えているのが、視力でしょう。視力異常は近視、遠視、乱視という言葉で表されることがありますが、これらは眼球の形の変化が関係しています。詳しくは38ページから解説します。

眼球の形以外に視力を低下させる原因もあります。例えば、**ものがぼやける、かすむ、二重に見えるなど。これは目の組織のどこかに障害が起きている現れで、つまり目の病気です。**角膜、水晶体、硝子体、網膜、神経などのうち、どこかに、もしくは複数に異常があります。その異常を正常に戻すのが、治療なのです。

タイプ

目の構造
④

日常生活で変化している目 遠視と近視は眼球の長さが違う

一度長くなった眼軸は二度ともとには戻らない

正視では、見ているものからきた平行光線が角膜や水晶体で内側に曲げられ、網膜上に焦点を作ります。ここで電気反応が起こりますが、**近視の場合は眼軸（眼球の長さ）が伸びているため、焦点が網膜の手前に、遠視は眼軸が短くなっているため、焦点が眼球の奥側**になります。

眼軸はもとに戻らないため、メガネなどでの矯正か、手術で矯正するしかありません。

眼軸（眼球の長さ）が変化した状態

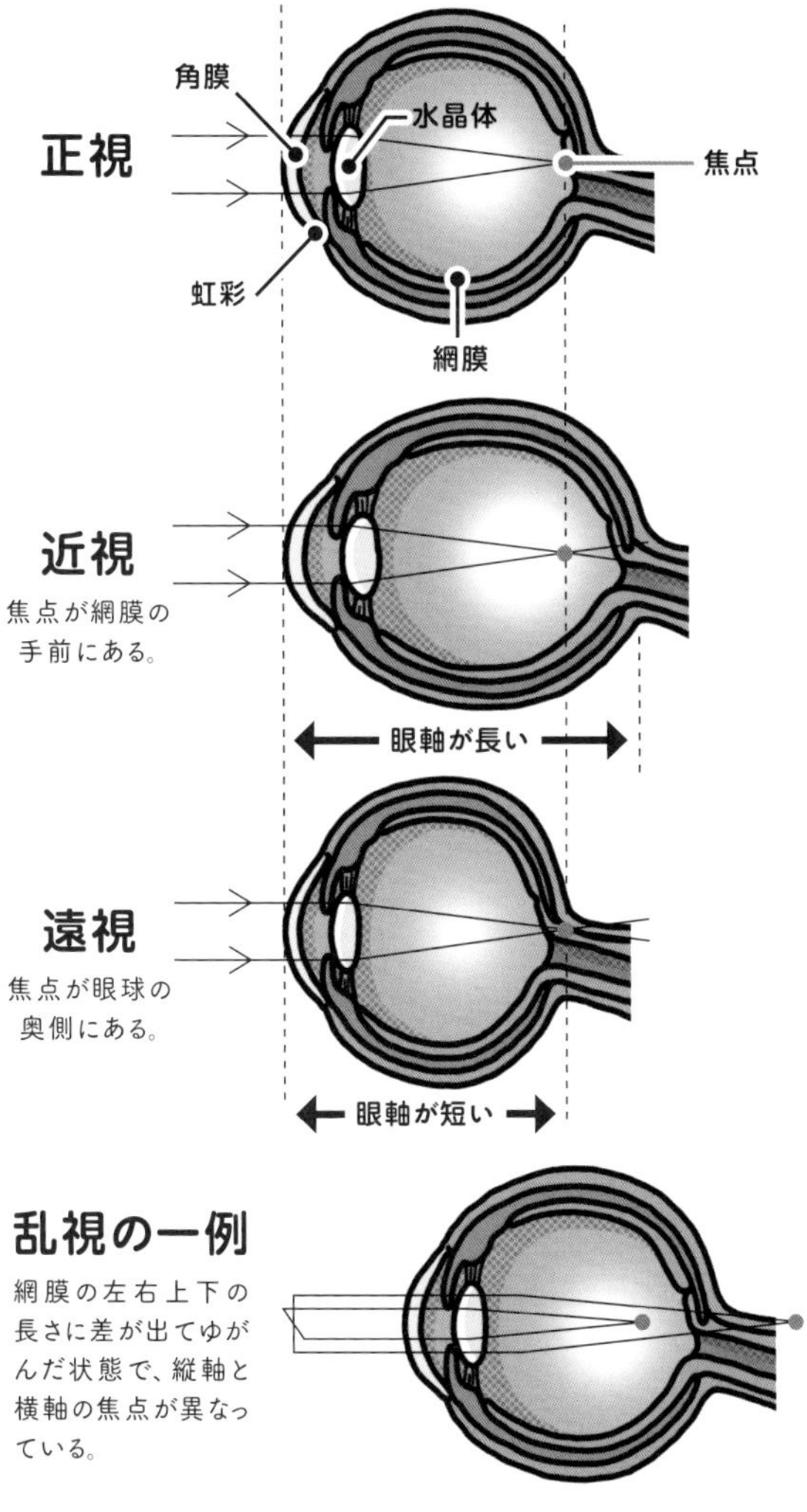
正視
角膜
水晶体
焦点
虹彩
網膜
近視
焦点が網膜の手前にある。
眼軸が長い
遠視
焦点が眼球の奥側にある。
眼軸が短い
乱視の一例
網膜の左右上下の長さに差が出てゆがんだ状態で、縦軸と横軸の焦点が異なっている。

タイプ

目の構造 ⑤

近視は20歳くらいで止まる 進行する場合は「強度近視」

強度近視になるメカニズム

眼球がやわらかくて、
毛様体の水を分泌する細胞から
眼球に水が相対的に多く分泌される。

眼圧が相対的に高くなり、
眼軸がどんどん長くなる。

網膜がうすくなる。

- **網膜のうすい部分が破れて網膜剥離になる可能性がある。**
- **緑内障にもなる。**

眼圧を下げなければ進行する 根本的には視力矯正手術が必要

角膜の表面を削って屈折率を矯正し、視力を回復させるレーシック矯正手術、レンズを移植するICL屈折矯正手術（P110参照）。適正に手術をすればレーシックでも視力は回復しますが、強度近視の場合、角膜のゆがみが強くなるのでICLか、白内障があれば多焦点眼内レンズの移植手術（P112参照）を施行します。**通常の近視は20歳くらいで進行が止まります。ところがそれ以降も近視が進**

強度近視を病気だと認識し、早期治療を！

○ 治療と対処、手術

子どものころ（6歳以上）に太陽光の紫外線を毎日2時間以上浴びる。	眼圧を下げる治療、または点眼薬で進行を抑える

ICL屈折矯正手術（P110参照）**で視力を回復させることもできる！**

○ コンタクトレンズによる弊害

強度近視の場合、メガネでの矯正では不十分なためコンタクトレンズを選択することが多い。コンタクトレンズは酸素の供給を遮断することになり、目への負担が大きい。

むことがあり、これが強度近視の始まりです。
毛様体には水を分泌する細胞があり、適度な分泌によって眼圧が保たれています。しかし、眼球がやわらかく、水が必要以上に分泌されて眼圧が高いと眼軸が伸びていき、近視が進行するのです。すると**網膜がうすくなり、網膜が破れて網膜剥離になることも**。特に網膜の中央部分が破裂すると、視力を回復させるのに困難を極めます。この事態を招く前に、子どものころに太陽光を浴びて眼球をかたくしておくこと、また**眼圧を下げる治療をいち早く行うべき**です。眼圧を下げる点眼薬で強度近視の進行をある程度抑えることはできます。コンタクトレンズで視力を保つ人もいますが、角膜内皮細胞障害など多くの弊害があります（P136参照）。よい方法は手術です。

タイプ

目の構造 ⑥

老眼＝高齢者の目ではない！ 遠視とは違う老視

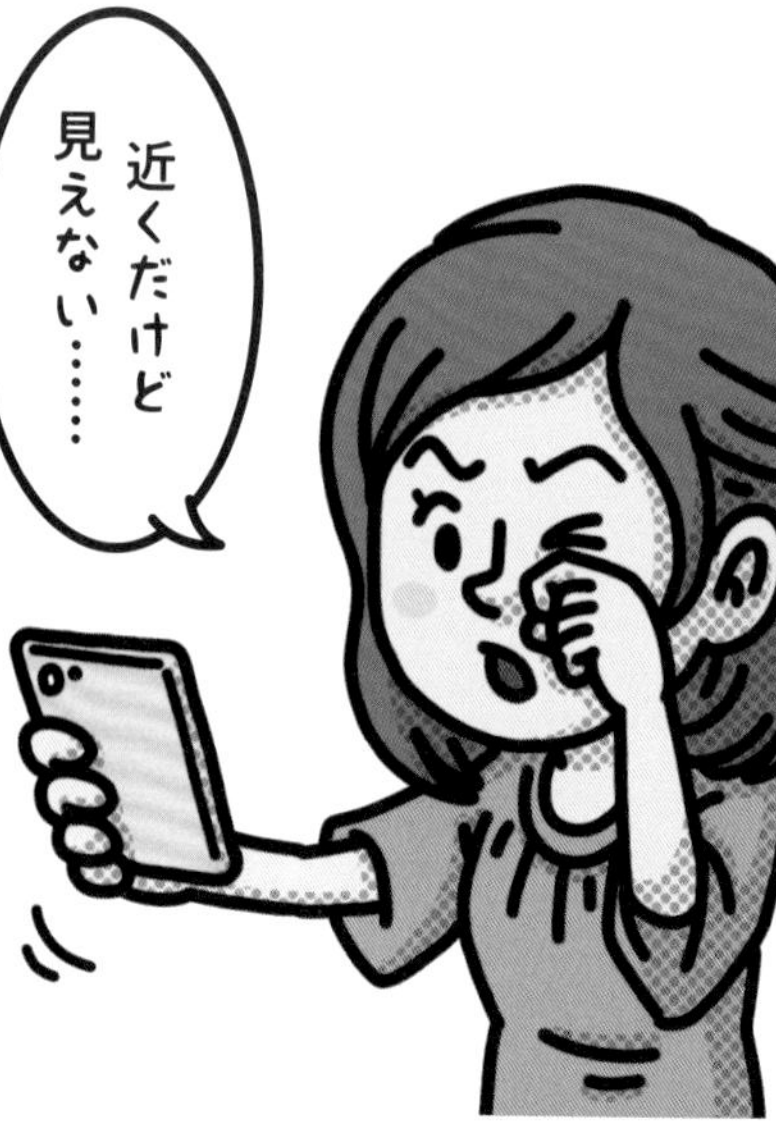

焦点を合わせる調節力は20歳を過ぎてから落ち始める

近くのものが見えにくくなる老視。眼軸が短くなったことが要因の遠視も近くが見えにくい症状ですよね。一方**老視は焦点を合わせる調節力が落ちた現象**のことをさします。本来であれば近くのものを見るときは水晶体が厚くなり、網膜に焦点を合わせます。ところが、**老視の場合は弾力を失った水晶体は厚くならず、近くを見る調節力が衰えているため、網膜に焦点が合わなくなる**のです。

若い目と老眼の違いは調節力

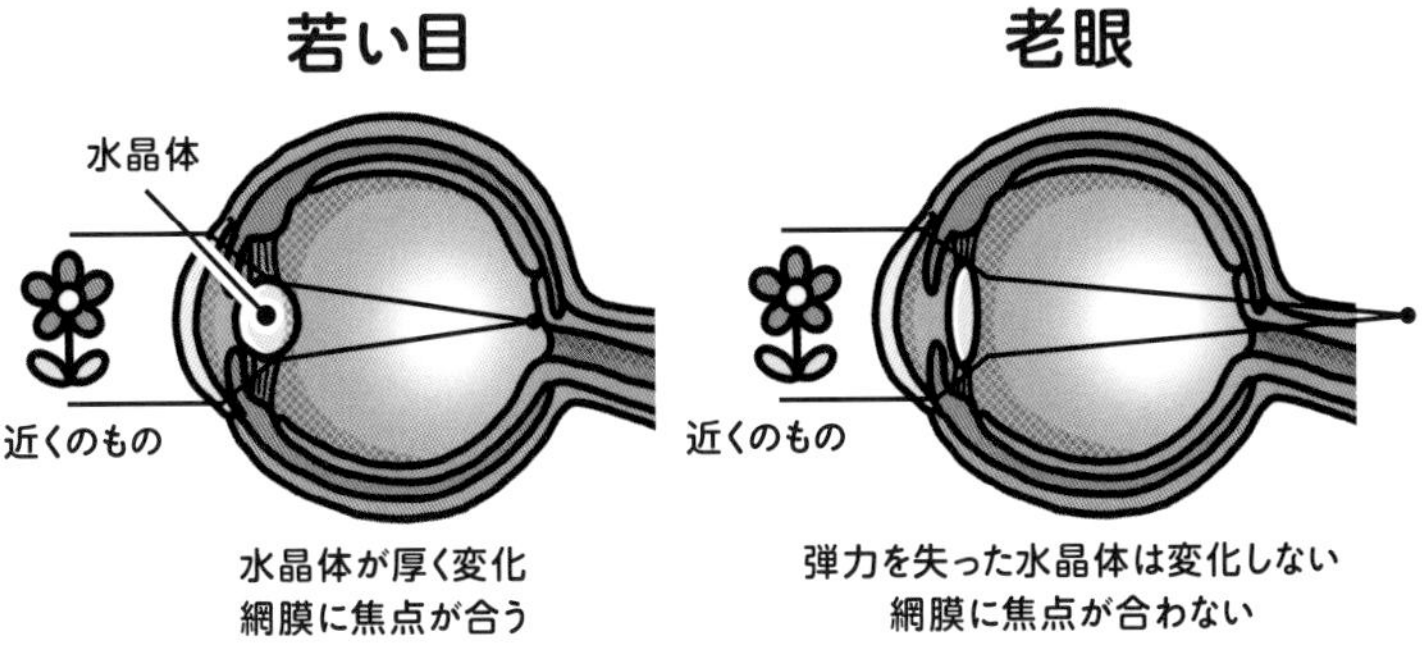
若い目
水晶体
近くのもの
水晶体が厚く変化
網膜に焦点が合う
老眼
近くのもの
弾力を失った水晶体は変化しない
網膜に焦点が合わない

多焦点眼内レンズ（P112参照）や
調節性眼内レンズの移植手術でも治療できる！

この調節力の衰えは老化現象のひとつです。〝老化〟が始まるのは何歳くらいだと思いますか？　老視においては、**20歳以降**です。水晶体の厚みを変える調節力は20歳ごろから衰えていきます。遠視の人は、より調節が必要になるため、早く老眼を感じます。もし「近くのものが見えにくくなった」と感じたら老視も疑うべきでしょう。老視とか老眼というとその響きに暗いイメージを持つ人も多いかと思いますが、なにより生活に支障をきたすことが悩みですよね。現在は**老視の治療法もあります**。それは白内障の治療でも使う多焦点眼内レンズの移植手術（P112参照）で、当院では大きな成果を上げています。

適切に治療すればメガネなしですべての距離が見え、裸眼で生活ができるのです。

タイプ

目の病気 ①

濁りによる視力低下 代表的な病気が白内障

目が濁る主な要因は3つ

角膜混濁　角膜内皮細胞が障害されると白くなる。コンタクトレンズが原因の場合も。角膜内皮細胞は回復しないため、角膜移植手術が必要になる。

水晶体混濁　主に加齢によってタンパク質が変性し、水晶体が濁る。光の透過が悪くなり見えにくい症状を招く。これが白内障。

硝子体混濁　硝子体が年齢による変化や、出血したあとの線維化などで濁ることがある。光が遮断されることで見えにくくなる。

白内障は主に加齢により 誰にでも起こりうる病気

新型コロナウイルスの予防でマスクの着用が当たり前となり、メガネやサングラスが吐く息で曇り、見えにくくなる経験をした人もいるでしょう。これと似た現象が目にも起こるのです。その要因が上記です。その中で**水晶体混濁、いわゆる白内障は加齢による発症率が高い病気**としても知られています。

　世界水準の治療では手術が第一選択。手術方法は発展を遂げており、当院でも小切開の

“白内障”は手術のみが有効

白内障　水晶体を構成するタンパク質が変性し、黄白色または白色に濁る病気。主な要因は加齢だが、アトピー性皮膚炎や糖尿病などの合併症として起こることもある。

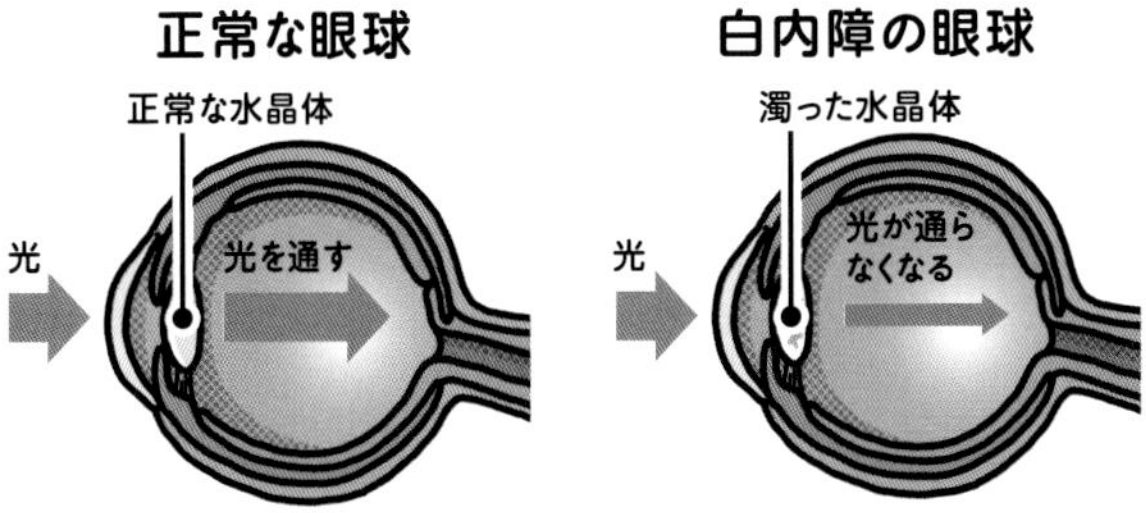
正常な眼球
正常な水晶体
光
光を通す
白内障の眼球
濁った水晶体
光
光が通らなくなる

多焦点眼内レンズ（P112参照）**の移植手術で成果が出ている。早期治療が賢明!**

超音波白内障乳化吸引術と無縫合切開で手術後に視力が出る精度を格段と上げています。また、**多焦点眼内レンズの移植手術**でも大きな成果を上げています。残念ながら医療機関の中には手術レベルの低さから、よい結果を出せていないケースが少なくありません。また驚きなのが〝薬で経過を見る〟という処置。**白内障の治療で有効なのは手術しかありません**。予防薬というのはある意味放置しているようなもので、**ほかの合併症を招くことにもなりかねない**のです。

逆にほかの病気から白内障を併発するケースもあります。のちに説明しますが、医療機関や医師の選択が病気の軽快を大きく左右するのです。

タイプ

目の病気②

機能低下による目の組織障害 代表的な病気が緑内障

機能低下の主な要因は3つ

視神経障害
目から脳へとつながる視神経に障害が起きると、目で受けた情報を脳に伝達できなくなる。この障害の代表例が緑内障。

網膜障害
網膜への酸素と栄養の供給に障害が起き、網膜の炎症などによって網膜の感度が落ちる。代表例が網膜剥離。

血管障害
網膜にある血管がつまって出血することがある。酸素と栄養が不足し、視細胞が障害を受けている。

緑内障は早期治療が重要 進行がゆっくりで発見が遅れがち

先述の白内障はレンズの役割である水晶体の障害が要因でした。機能低下による視力低下は、**光を電気信号にするセンサーの役割のある網膜と、脳へ電気信号を伝える役割のある視神経の障害が要因です。**網膜には多数の血管が通っており、ここがつまると酸素や栄養が運ばれにくくなり、網膜に障害が起こります。出血することも多々あり、**血管が破けると酸素と栄養の供給が絶たれ、最悪のケー**

“緑内障”は手術が最も有効！

緑内障

視神経に障害が起き、視力低下や視野の異常がみられる。原因は明確になっていないが、眼圧が高まることと、血流が悪くなることが主な原因である。

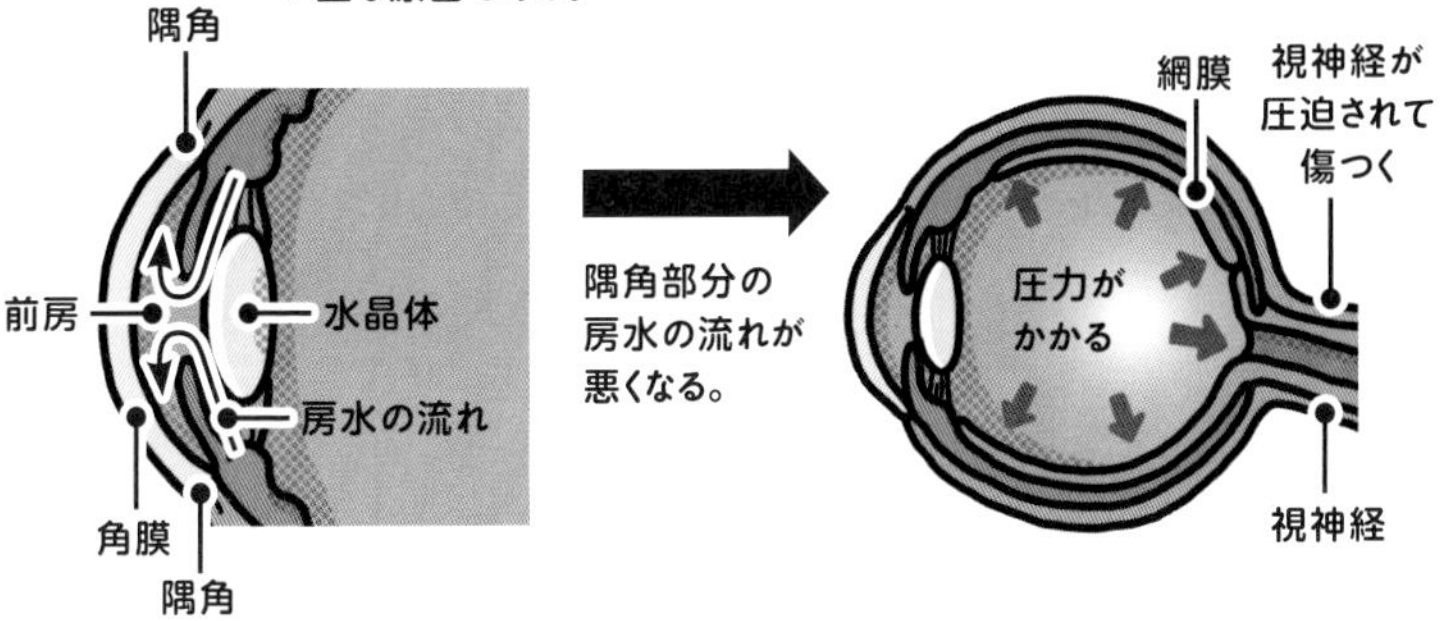
隅角
前房
水晶体
房水の流れ
角膜
隅角
隅角部分の房水の流れが悪くなる。
網膜
視神経が圧迫されて傷つく
圧力がかかる
視神経

世界水準の治療法がある。
早期治療で視神経を守る！

スで失明に至ります。また、網膜で障害が起きていると、センサーの視細胞、さらには電気信号伝達の視神経に影響し、視界が欠けたり狭くなったり視覚全般に障害が起こります。その代表的な病気が緑内障です。

緑内障は眼圧が高くなることと、血流が悪くなることが主な原因。水晶体や角膜への酸素と栄養の供給は房水という液体が担っています。この房水の量が多くなる（眼圧が高まる）ことで、視神経が圧迫されます。

また**緑内障は白内障から隅角《ぐうかく》が狭くなり、合併するケースも多々みられ、進行がゆっくりのため発見されにくい特性**もあります。薬で進行を遅らせるだけでは不十分で、**根本的には手術でしか軽快しません。**つまり、早期の適切な手術が重要なのです。

タイプ

目の病気 ③

目の状態は加齢とともに変化しながら衰えている

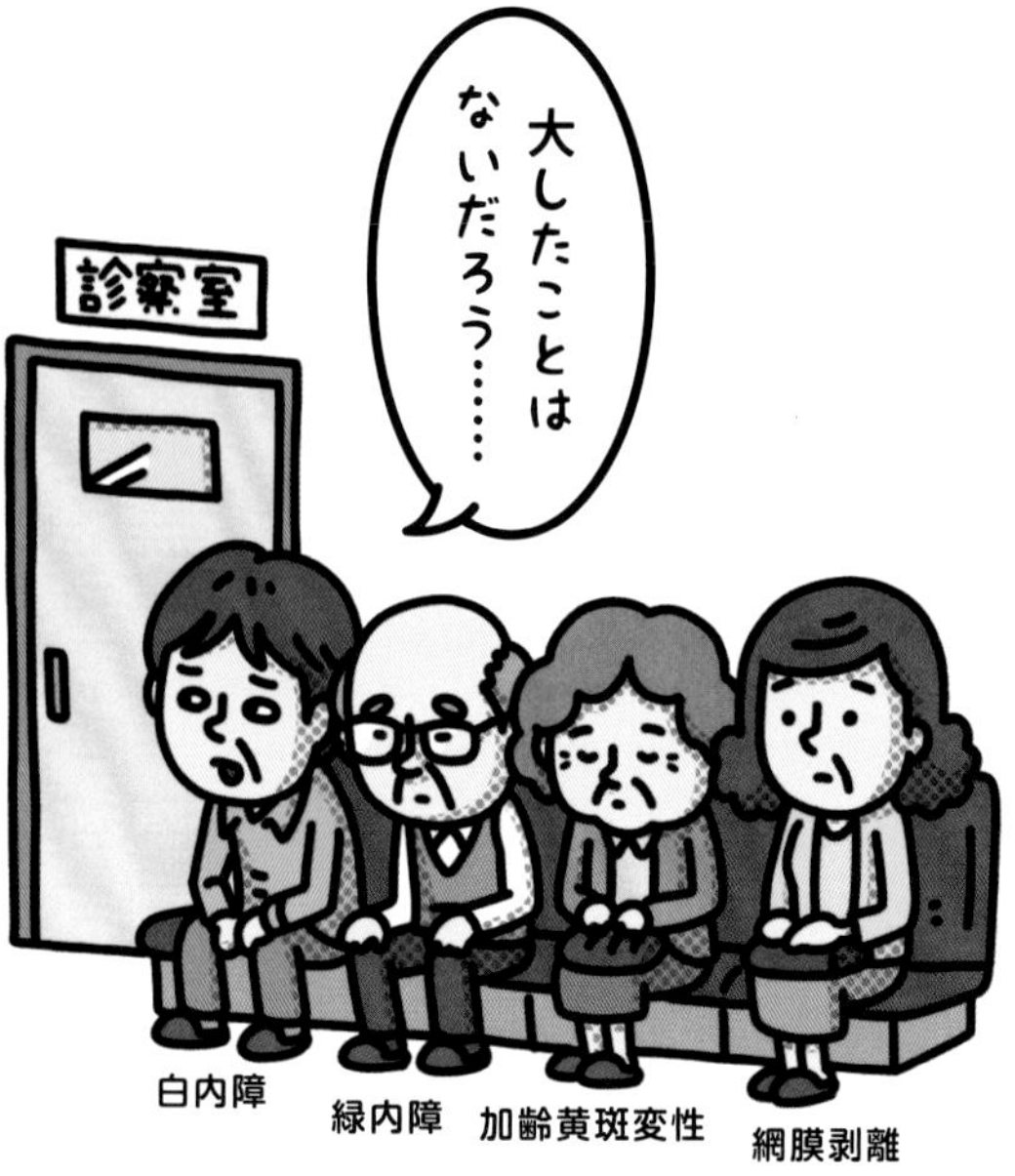

大したことはないだろう……
診察室
白内障
緑内障
加齢黄斑変性
網膜剥離

治療せず放置すると悲劇
衰える前の予防こそが健康を保つ

「寿命が延びたことで目の衰えが病気として如実に表れるようになった」という見解と、「社会背景が目の不調を招く生活習慣を生み出した」という見解のどちらが正しいと思いますか？　前者についてはすでに説明しました。一方で**目を酷使する生活習慣という側面も無視できません**。

例えば俗に〝スマホ老眼〟と呼ばれるもの。近くのものを見るには、水晶体を厚くするた

白内障から別の病気を併発

○ 合併症を招く一例

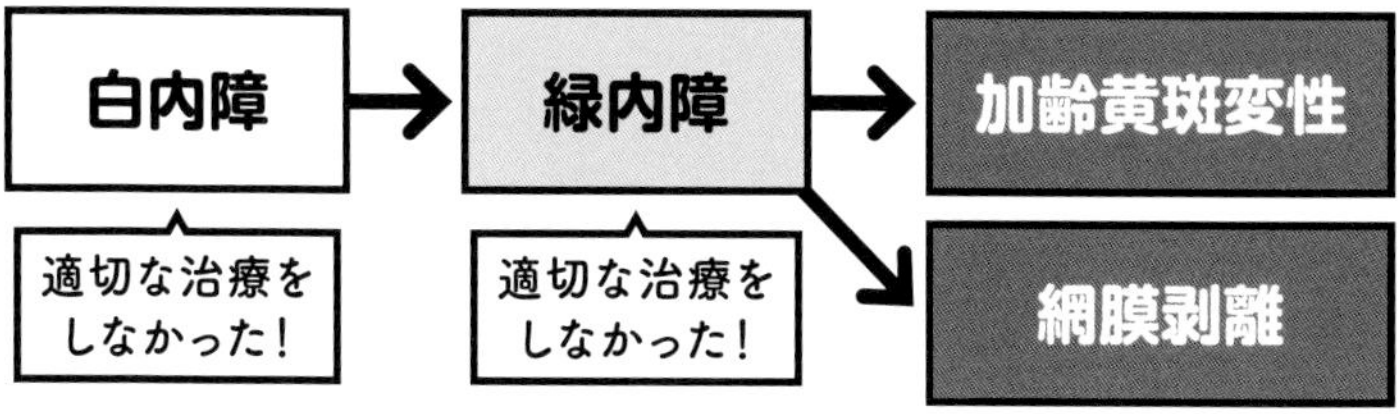

経過観察は病気の進行を放置しているだけ！

白内障や緑内障の手術、硝子体手術など世界水準の治療法にて視神経を守る！

めの調節が行われます。このとき毛様体は緊張した状態で、これが長時間または何度も行われると毛様体筋の動きが悪くなり、調節力が落ちて老視状態になるわけです。

ここで気をつけたいのが、**目の組織のいずれかに異常が生じると、ほかの病気を併発しやすくなること**。白内障を患い、緑内障を併発するのはよくあるケースで、さらに加齢黄斑変性や網膜剥離を併発することも少なくありません。つまり、**生活に大きな支障がないからと病気を放置したり、適切な治療を受けなかったりするのは、その後の合併症を招きやすい状態にしている**ということ。健康な目を維持するには、むしろ正常な状態のときの予防が大切なのに、大きな矛盾が生じているのです。

タイプ

目の病気④

現代人は目を酷使している若者から始まる目の不調

眼精疲労をあまく見てはいけない睡眠障害を起こすことにも

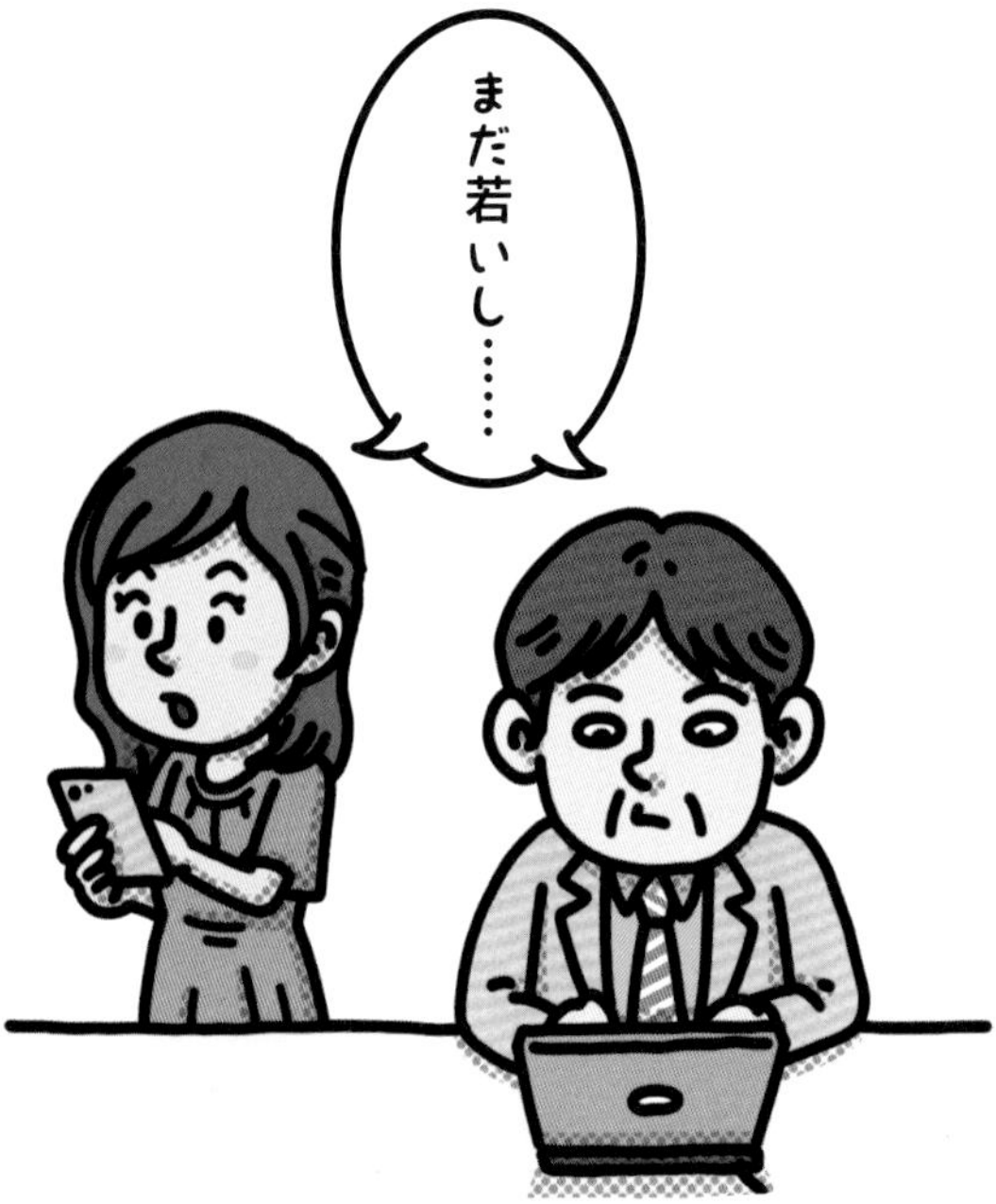

優秀な医師でも人の目の外見を見ただけでは病気を突き止められません。加齢による衰えはひとつの傾向としてはありますが、「若い世代の目は正常だ」というふうにはならないのです。目に限らず、パソコンやスマホの過度な使用が人体に悪影響を及ぼすことは周知のとおり。目においては**眼精疲労という一時的な症状として捉えられがちですが、これは〝負の蓄積〟**です。

そのスマホの見方、目を酷使している!

○ まばたきの回数が激減

まばたきは涙の分泌を促す役割がある。回数が減るとドライアイ、さらには角膜障害を起こす。

○ 毛様体筋が緊張

水晶体を厚くするために毛様体筋が緊張し続け、調節力が衰える。

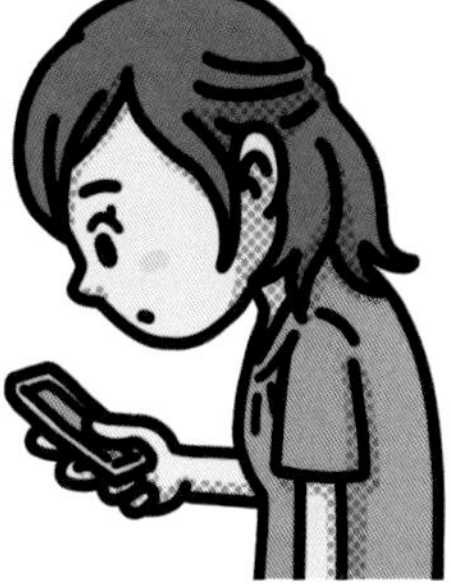

○ ストレートネックで血流が悪くなる

頸椎の血流が阻害され、目の血流も悪化。酸素、栄養供給が不十分で異常をきたす。

○ ブルーライトが網膜を障害

ブルーライトは網膜への浸透性が高い性質があり、細胞を傷つける。

調節障害、網膜障害、脳への血流障害など目の異常をもたらす行為である!

スマホの過度な使用を例にすると、調節機能が悪くなることは〝スマホ老眼（P48参照）〟と同様です。また、**ブルーライトは網膜を障害**します（詳細はP134）。画面を凝視することで**まばたきの回数が減り、ドライアイにな**ります。**前傾姿勢によるストレートネックは頸椎の血流を悪くし、目への酸素と栄養供給を阻害**します。

さらに自律神経のバランスがくずれて睡眠障害を招くこともあります。目は休まらず、睡眠薬を使用すれば副作用の影響を受け、負のスパイラルに陥ることに。**目のメンテナンスの必要性はどんどん早まっている**といえるでしょう。

一歩先にあなたの目の機能を失わせる病気がひそんでいるかもしれないのです。

タイプ
目の病気
⑤

併発することもしばしば目のさまざまな病気

外傷、加齢、病気で網膜剥離に！早期治療が合併症を予防する

網膜剥離の状態

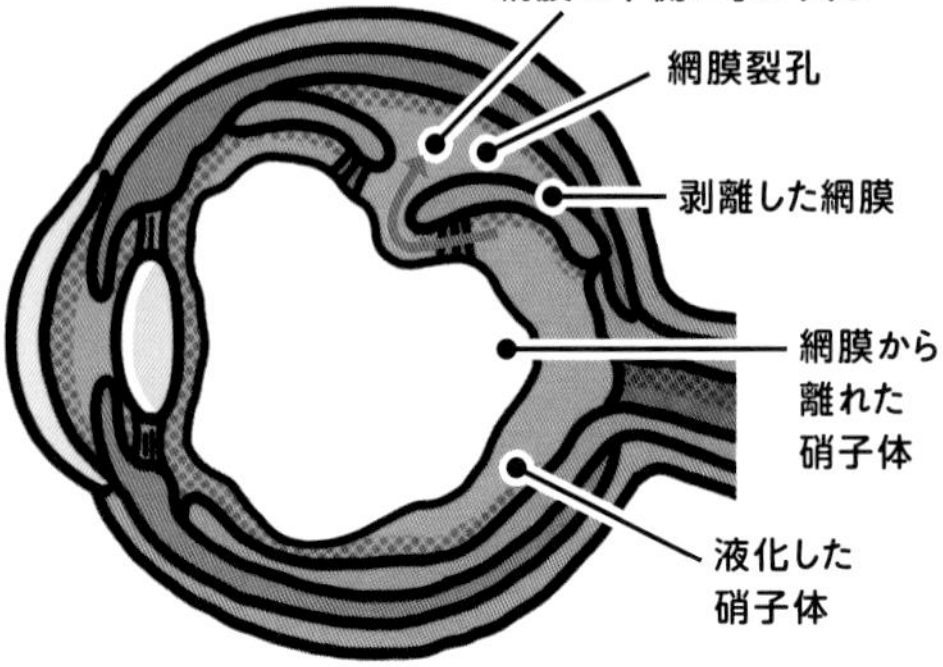

網膜の下側に水が入る
網膜裂孔
剥離した網膜
網膜から離れた硝子体
液化した硝子体

○ 網膜剥離

網膜が眼球壁からはがれ、視力低下や視野が欠けるなどの障害が起こる。要因は外傷のほかに、硝子体線維が網膜を引っ張ってはがれること。

加齢や生活習慣を原因とする目の病気について解説してきましたが、外傷によるものもあります。その代表的な病気が網膜剥離。発症が多いのは10歳代です。これはスポーツや遊びで衝突したり、ものが目に当たったりすることが多いからだと思われます。

一方で、50歳代以降になるとまた網膜剥離を発症する人が増えます。原因は**硝子体線維が動きやすい状態になっており、眼外傷で癒**

気をつけたい外傷による目の病気

目に外傷を負う
→ **網膜剥離**
→ **角膜破裂**
→ **白内障**

特に子どもは目へのリスクを理解していないため、ボールをぶつける、ハサミが目に刺さるなどの事故を起こしやすい。普段どおりの生活をしていたとしても、このような事故があった場合は診断と検査をするべき。

近視の強い人は外傷がなくても網膜剥離になることがある。大人の早期発見が重要！

着する網膜を引っ張って破きはがすこと。さらに**糖尿病性網膜症やぶどう膜炎などの進行で起こることもあり、**年齢に関係なく発症する可能性がある病気なのです。治療は一刻を争いますが、適切な手術をしなければ視力が回復せず、再発や失明のリスクを高めてしまいます。

32ページで解説したとおり、目は精巧なしくみです。**どこか一部に異常をきたすと、さまざまな組織に障害が起き、病気を併発させてしまう**のです。病気の種類を知ることで合併症を予防することができます。また適切な治療を知っておくことも重要ですが、これは医療機関や医師選び（詳細はP70参照）にも関与します。次のページから病気の種類を簡単に説明します。

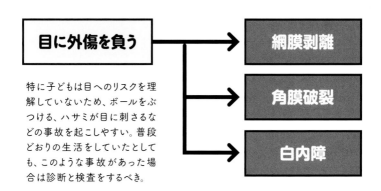

目の病気の一例

アレルギー性《せい》結膜炎《けつまくえん》	目に起こるアレルギーの総称。花粉によって起こる花粉性結膜炎や、アトピー性皮膚炎で起こるアトピー性角結膜炎など。異物感、めやに、かゆみなどの症状がある。
ウイルス性《せい》結膜炎《けつまくえん》	流行性角結膜炎、咽頭結膜熱、急性出血性結膜炎の3つは、人にうつりやすい。単純ヘルペスウイルスや帯状ヘルペスウイルスによるものもある。
黄斑円孔《おうはんえんこう》	網膜の黄斑部に孔（あな）ができ、視力が低下する。通常片方の目に発症するが、時間差でもう一方の目も発症することがある。50歳代以降の人に多くみられる。
黄斑上膜《おうはんじょうまく》（黄斑前膜《おうはんぜんまく》）	黄斑の網膜表面にうすい膜が形成され、網膜にも影響が及ぶため、ものがゆがんで見え、視力が低下する。加齢のほか、炎症性の病気から併発することもある。
斜視《しゃし》（成人）	左右の視線が合わない病気で、子どものころの軽い斜視が大人になって悪化することもある。目の内側に寄る内斜視と、外側にずれる外斜視や上下ずれの上下斜視がある。
化学眼外傷《かがくがんがいしょう》	洗剤や有機溶剤などの化学物質が目に入り、結膜や角膜など眼球表面の組織に炎症が起こる。目の内部まで影響が及ぶことも。白内障や緑内障を引き起こすことがある。
角膜感染症《かくまくかんせんしょう》	角膜上皮に傷ができるなどし、病原体を持った微生物が角膜に付着して繁殖した状態。病原体の種類はさまざまで、角膜が濁り、白目が充血する。
角膜《かくまく》内《ない》皮《ひ》障害《しょうがい》	5層から成る角膜の最も内側である角膜内皮の細胞が障害された状態。目の不適切な手術、コンタクトレンズ、外傷などが原因。内皮細胞は再生しない。
眼瞼《がんけん》下《か》垂《すい》	上のまぶたが下がってくる状態で、視野が狭く感じられる。先天性と後天性がある。後天性の多くは加齢やコンタクトレンズの装用による後遺症で、上眼瞼挙筋の筋の障害や腱の伸展によって起こる。
眼瞼《がんけん》けいれん	まばたきやまぶたの開閉は脳の神経回路で制御しているが、なんらかの異常でこれらの運動障害が起こる。中枢神経系の病気であり、さまざまな原因が考えられる。

加齢黄斑変性《かれいおうはんへんせい》	P76参照
眼精疲労《がんせいひろう》	目を使い続けることで、痛み、かすみ、充血のほか、頭痛や吐き気、体の痛みなど全身に症状が出て、休養しても十分に回復しない状態。
感染性眼内炎《かんせんせいがんないえん》	病原体による感染で炎症が起こる。目が直接感染するケースと、目以外の臓器の感染症が目に波及するケースがある。網膜剥離になることもある。
眼内《がんない》リンパ腫《しゅ》	リンパ腫が眼球内や周囲に生じることがある。視力低下や目のかすみなど炎症性の病気と症状が似ているため、適切な検査と診断のもと早期治療が必要。
顔面《がんめん》けいれん	顔の片側が無意識に収縮・弛緩し、筋肉がピクピクと動く。原因は顔面神経や脳の障害など。過労やストレスが原因の眼瞼けいれんと混同されることがある。
近視《きんし》・遠視《えんし》・乱視《らんし》	近視と遠視は、目の長さの異常で焦点がずれている状態。乱視は角膜や水晶体のゆがみがある状態。遺伝的要素もあるが、病気と捉えて治療を行いたい。
結膜弛緩症《けつまくしかんしょう》	結膜のゆるみ（弛緩強度）が通常より強い状態。涙の供給を阻害するため、角膜の保護力が低下してほかの病気を併発しやすい。痛みや異物感も生じる。
甲状腺眼症《こうじょうせんがんしょう》	甲状腺に関する抗体が眼球の周りの筋肉の中に存在し、炎症を起こす。両目で見た際にものがだぶって見えるほか、脂肪蓄積で眼球突出に至ることもある。
後部硝子体剥離《こうぶしょうしたいはくり》	硝子体が網膜から分離した状態。加齢によって無症状のうちに起こるケースが多いが、飛蚊症（蚊のような黒いものが目に浮かぶ症状）を伴うこともある。
斜視《しゃし》（子ども）	片眼は正面、もう片方の目は違うほうを向くなど、左右の視線が合わない状態。視力の発達を妨げることもあり、適切な治療をしないと弱視になることもある。
コンタクトレンズ障害	コンタクトレンズの装用によって角膜感染症や角膜内皮細胞障害などを引き起こすことがある。視力低下のほか、ほかの病気を併発するケースも少なくない。
サルコイドーシス	さまざまな臓器に腫れ物が形成される病気で、目に発症することも多い。ぶどう膜炎や網膜の炎症を引き起こすほか、白内障や緑内障を合併することもある。

目の病気の一例

霰粒腫《さんりゅうしゅ》	まぶたの中に小さくてかたいしこりができた状態。まぶたの腫れや異物感があり、炎症を起こすことがある。悪性腫瘍との鑑別も重要である。
視《し》神経《しんけい》症《しょう》	網膜にある神経細胞に異常があり、神経経路に障害が起こる病気。視力低下、視野の真ん中や下半分が見えないなどの症状がある。異常をきたす原因によって病状が異なる。
弱《じゃく》視《し》	目から脳への神経経路に障害が起き、適切な神経刺激を受けられず視力の発達が阻害される。目の組織の異常や病気など原因はさまざま。早期治療が求められる。視力発達は6歳まで。
先天性《せんてんせい》色覚《しきかく》異《い》常《じょう》	色の見え方が通常とは違うことを色覚異常といい、原因が遺伝的なものを先天性、病気などが原因で異常が生じるものを後天性として区別される。
先天性《せんてんせい》鼻《び》涙管《るいかん》閉塞《へいそく》 新生《しんせい》児《じ》涙嚢《るいのう》	涙が通る鼻涙管が生まれつき貫通していない場合を先天性鼻涙管閉塞と呼ぶ。新生児で、涙が鼻へと流れず涙嚢にたまったままで涙嚢に炎症が起きたものを新生児涙嚢と呼ぶ。
中心性漿液性脈絡《ちゅうしんせいしょうえきせいみゃくらく》 網膜症《もうまくしょう》	黄斑に漿液性網膜剥離が発生した病気。ストレスや薬の副作用など、さまざまな原因が考えられる。悪化すると視力低下、視野障害、ものがゆがんで見えるなどの症状がある。
糖尿病性網膜症《とうにょうびょうせいもうまくしょう》	P96参照
ドライアイ	目の表面に広がる涙液膜がくずれやすい状態。主な原因はマイボーム腺梗塞での油層不足であり、炎症や涙分泌障害で起こることもある。
内反症《ないはんしょう》	俗に“逆さまつげ”と呼ばれ、まつげが角膜に接触した状態。角膜が傷つくため、視力低下などの障害が起こりやすい。加齢による皮膚のたるみが要因の場合もある。
白内障《はくないしょう》	水晶体を構成するタンパク質が変性し、黄白色または白色に濁る病気。主な要因は加齢だが、アトピー性皮膚炎や糖尿病などの合併症としても起こることがある。
麦粒腫《ばくりゅうしゅ》	俗に“ものもらい”と呼ばれるもので、細菌感染が原因。抗生物質の点眼や内服で治療できるが、化膿が進むと切開による治療を行うこともある。

フォークトー小柳《こやなぎ》ー原田病《はらだびょう》	メラニン色素細胞に対する自己免疫疾患で、両目にぶどう膜炎と網膜剥離が生じる。髄膜炎や難聴も併発し、しばらくして皮膚の白斑や白髪、脱毛も生じる。
ぶどう膜炎《まくえん》	前房と硝子体に炎症細胞が染み出るように広がった状態。目のかすみや飛蚊症、まぶしく感じるなどの症状があり、重症化すると失明に至ることもある。
ベーチェット病《びょう》	全身の臓器に急性の炎症性発作が繰り返され、目にはぶどう膜炎が生じる。目の治療だけでなく、内科全般の治療を併行させる必要がある。
網膜色素変性症《もうまくしきそへんせいしょう》	P86参照
網膜分枝静脈閉塞《もうまくぶんしじょうみゃくへいそく》症《しょう》	網膜静脈の枝の1～数本がつまることで血流が戻れなくなり、閉塞部分が出血する。視力低下や視野異常が発生するが、無症状で発見が遅れ、病状が進行するケースもある。
網膜中心静脈閉塞《もうまくちゅうしんじょうみゃくへいそく》症《しょう》	網膜中心静脈に血栓が生じて血流が低下し、網膜全体に出血が生じる。網膜分枝静脈閉塞症に比べ、視力低下や視野異常が急速に進む。
網膜剥離《もうまくはくり》	神経網膜が網膜色素上皮からはがれ、視力低下や視野が欠けるなどの障害が起こる。要因は外傷のほかに硝子体線維が網膜を引っ張ってはがれること。
網膜裂孔《もうまくれっこう》	網膜の一部が裂けたり、うすくなって孔（あな）があいたりした状態で、進行すると網膜剥離を引き起こす。加齢によるものが多く、自覚症状が少ないため定期検査が重要。
翼状片《よくじょうへん》	網膜下の組織の異常増殖により、結膜が角膜に侵入していく。角膜の中央近くまで侵入すると乱視が悪化することも。再発のケースもあり、適切な手術治療が求められる。
緑内障《りょくないしょう》	視神経に障害が起き、視力低下や視野の異常がみられる。原因は明確になっていないが、眼圧が高まることと、血流が悪くなることが主な原因。
老視《ろうし》	俗に“老眼”ともいう。遠くや近くを見るときの焦点の調節力が衰え、ものが見えにくくなる。調節力は20歳くらいでピークに達するため、若年でも発症することがある。

タイプ

目の病気 ⑥

〝見える〟ということは? 目は脳と密接に関係している

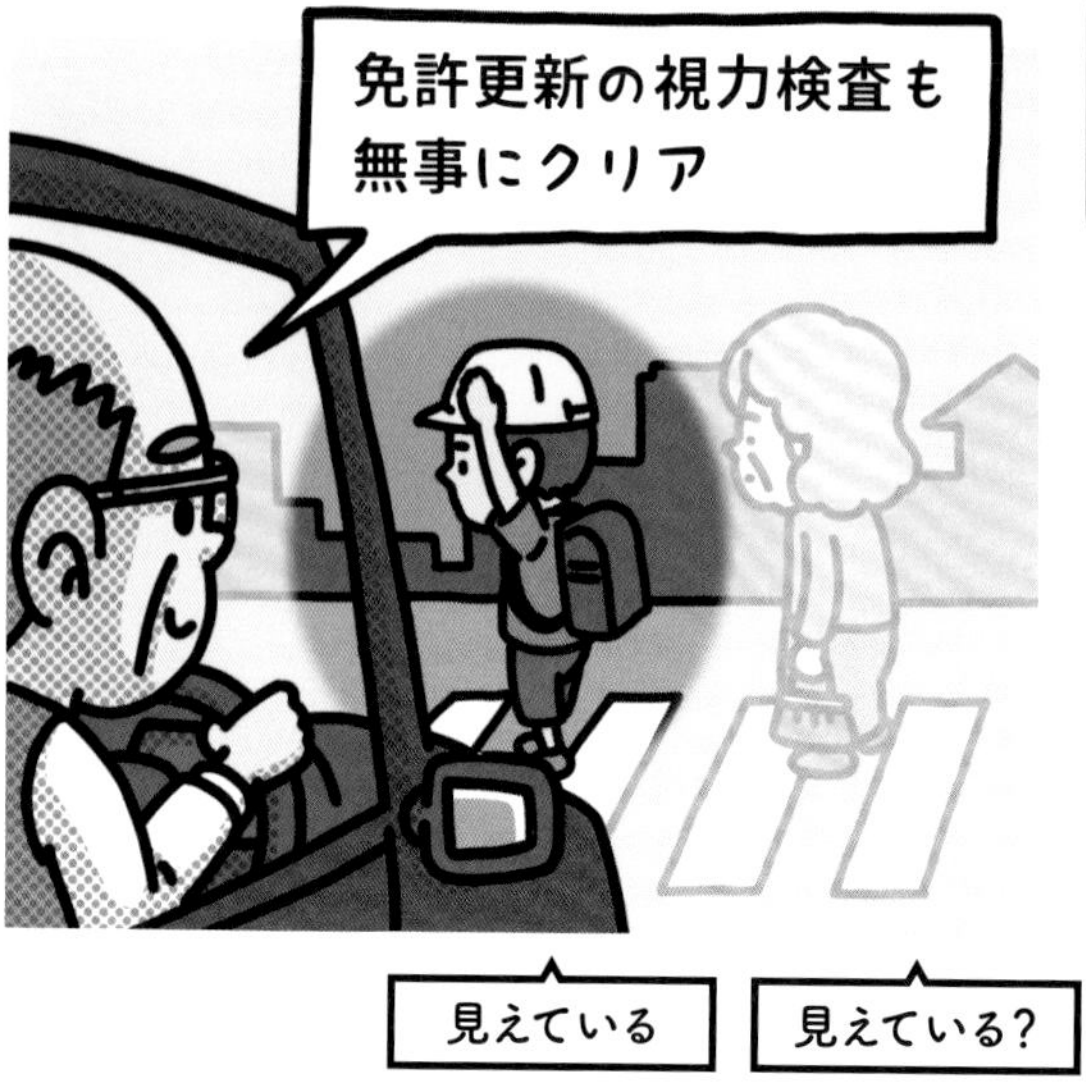
免許更新の視力検査も無事にクリア
見えている
見えている?

脳が勝手に補正する!? 目の病気が気づかれくい原因に

私たちは〝目で見る〟と解釈しがちですが、実際は**脳が深く関与**しています。網膜の視細胞は4種類あり、3種類は光の色彩や細かいものを見るための錐体細胞《すいたいさいぼう》。それぞれ感受性が違い、細胞からの電気信号の差を脳が感じ取ります。もう1種類は動眼視力や明暗を感じる桿体細胞《かんたいさいぼう》で、同じく脳に電気信号で伝達されます。

これらの信号は脳で無数の情報に分解され、

目からの電気信号を受けた脳の解釈

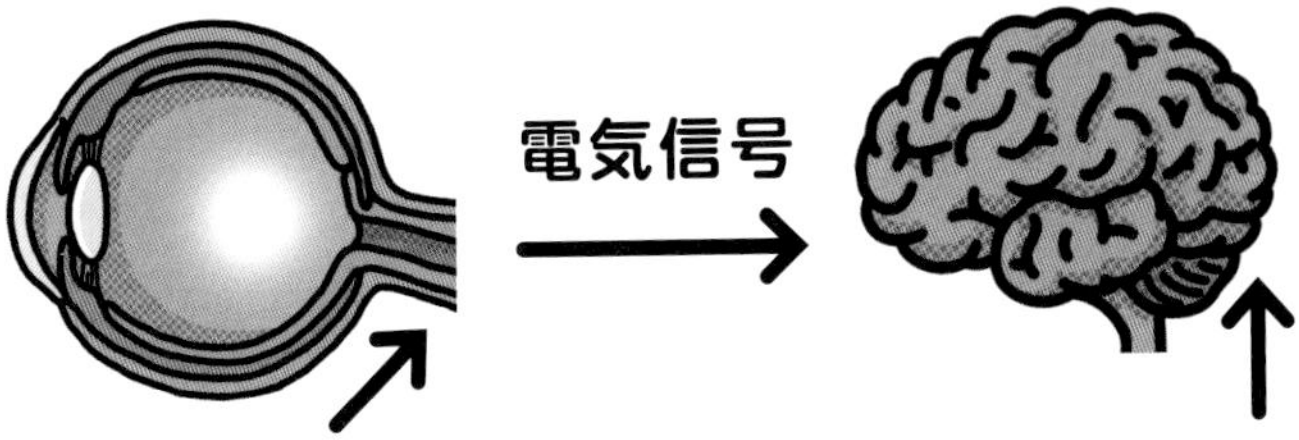

緑内障は眼圧が高く、視神経の血流が悪くなり、脳への電気信号を伝える細胞が障害されている状態。

過去の記憶（学習）をもとに脳が勝手に映像を補正してしまうことがある。

目の異常が発見されにくくなる!

脳細胞一つひとつに送られて再度脳で組み上げられます。その際、**脳は過去の記憶と照らし合わせて〝見える〟結果を出します**。わかりやすくいうと、視力が悪い人でも脳の記憶と照らし合わせることで〝見える〟と感じることがあるのです。これは目のどこかに障害があったとしても気づきにくいシステムだともいえます。

現に**緑内障が気づかれにくいのは、見えていないはずのものを脳が勝手に補正して作りだすことがあるからです**。右ページの上記のイラストでは、高齢の女性がいるのに、脳が別の景色を作りだしたことを表現したもの。**目の異常は自覚症状だけでは発見できないこともある**ため、医療機関での検査が重要なのです。

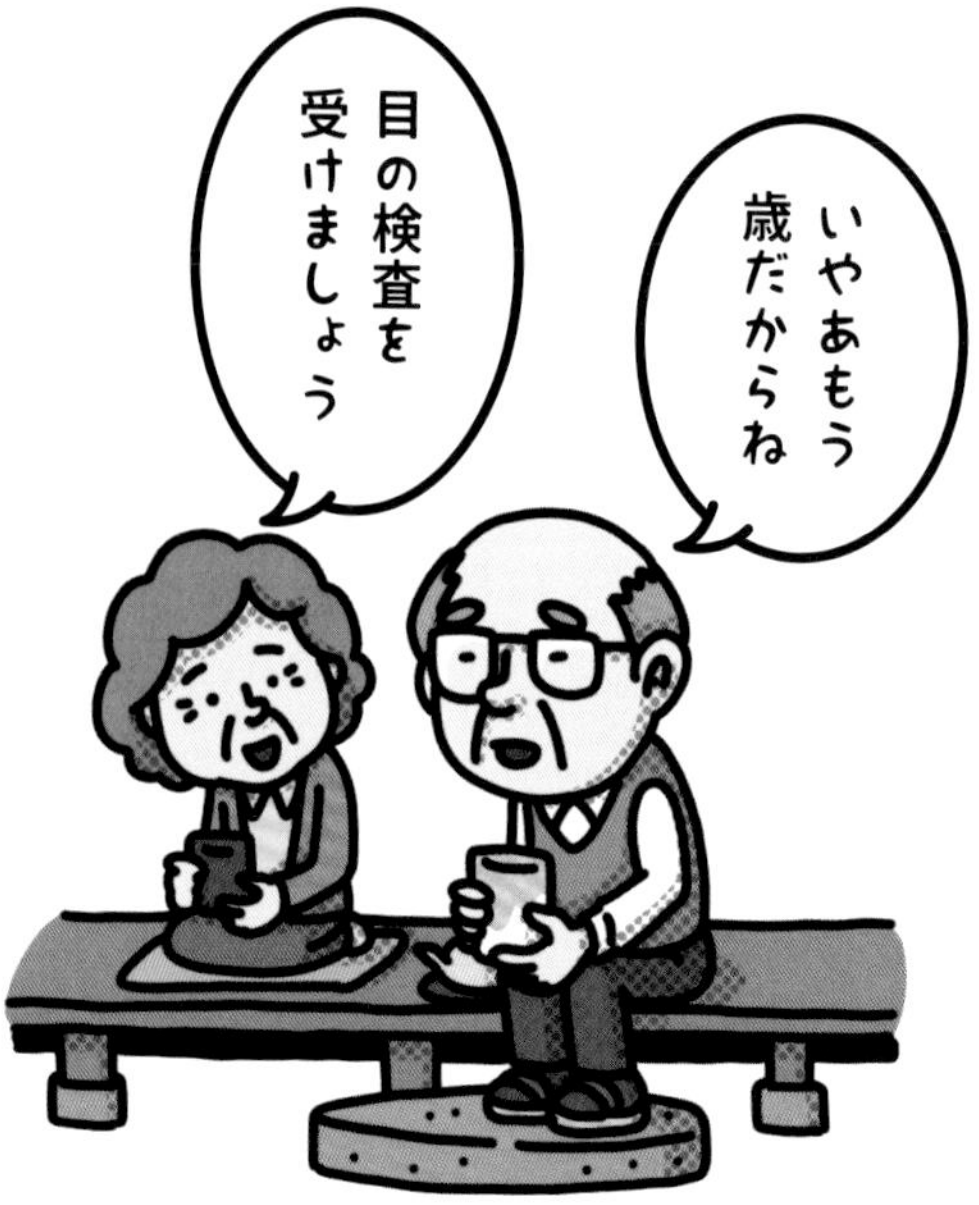
いやあもう歳だからね
目の検査を受けましょう

目の健康を守ることは認知症予防にもつながる

加齢を理由にして目の不調をないがしろにしないこと!

命を脅かす病気に対しては意識が高いのに、生活に少しくらいの支障が出るものなら軽視してしまうような人がいるかと思います。加齢によって生じる目の不調も同じように扱われがちです。

ここでよく考えてみてください。先にも述べましたが、**人間が受け取る情報のうち8割以上が視覚から**のものです。この情報が減少する、もしくはほとんどなくなると、どのよ

目の病気を治療すれば人生が変わる！

○ 早期治療をした場合

視力回復 → 活発に生活 → 認知症予防

○ 病気を放置した場合

病状が進行 → 生活に支障 → 認知機能の低下

目の病気は治療できる。

視力は高齢でも回復させることができる。

うな生活を送るでしょうか。逆に**早期に適切な治療をすれば、高齢になっても平均寿命を超えても高い視力を維持できます。**

　では認知症についてはどのように受け止めていますか？　誰もが望まない病気でしょう。実は**目の不調によって認知症が誘引されることもありえる**のです。

　失明でなくても視力低下や視野障害があると活動が制限されます。体を動かすことや人と話すことが減り、趣味や興味がなくなっていくこともあるでしょう。認知症は病気などさまざまな要因が複合的に絡んで発症するといわれていますが、目の不調もその要因のひとつと考えられます。**目の病気は治療できます。それは認知症予防でもあり、人生を謳歌する手段**なのです。

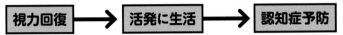

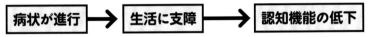

タイプ

目の病気 ⑧

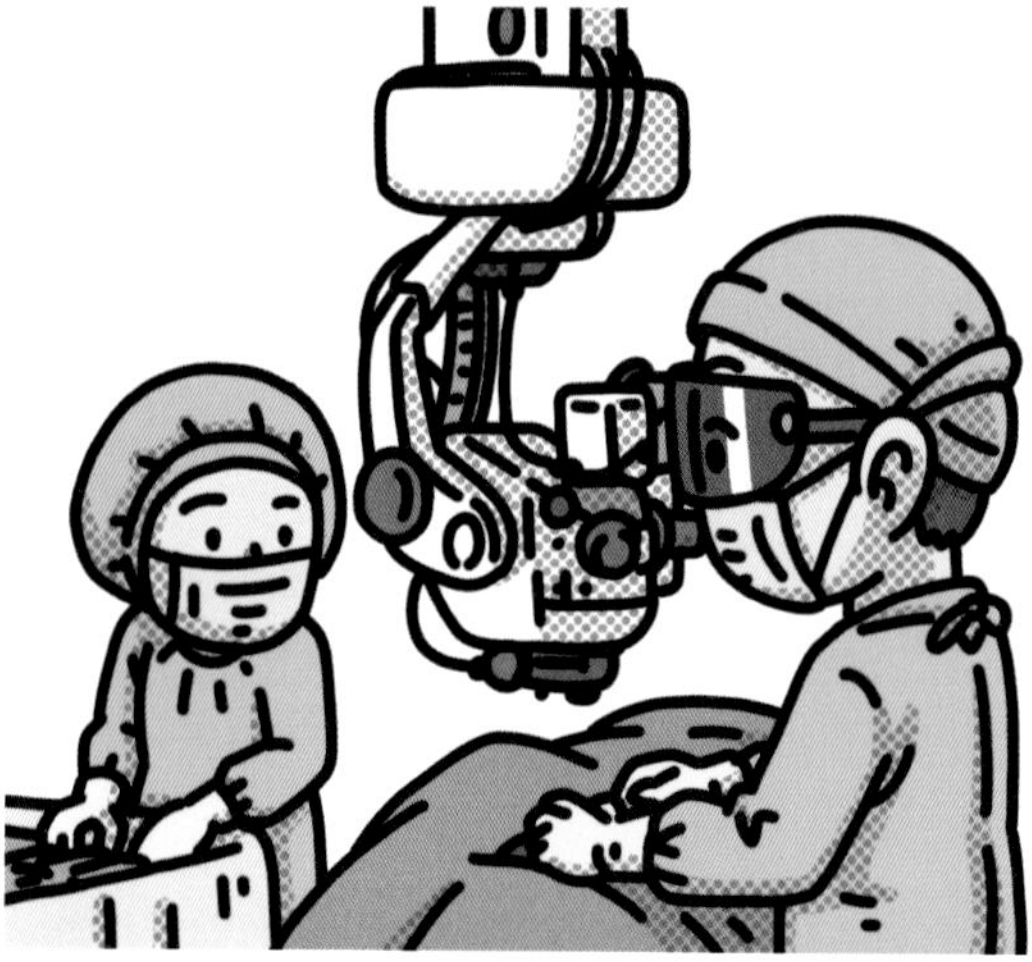

目の病気は治療できる早期手術と予防が不可欠

薬物で進行を抑えるだけでなく根本療法には適切な手術が必要

日本人は薬好きといわれることがあるようです。もちろん、薬物療法は医療において重要な治療のひとつですが、あらゆる病気が**薬だけで軽快するわけではありません**。それは目の病気においても同様です。

白内障を例にしてみましょう。先にも述べましたが、**白内障の根本療法は手術のみが有効です**。ところが医療機関によっては「様子を見ましょう」と経過観察を提案したり、薬

病気を克服するまでの治療過程（一例）

早期診断と検査
あらゆる目の病気は初期段階であれば治療の選択も増え、合併症を患う前に対処できる。

薬物療法による応急処置
病状の進行を抑えるには有効な治療法。抗体注射を根本療法と併用するケースもある。

手術
障害のあるところへの対処のほか、視力矯正手術などによって視機能を取り戻す。

再発防止と予防
定期検査をはじめ、生活習慣の改善、サプリメントの服用などにより目の健全を保つ。

で進行を抑えたりする治療が頻繁に行われています。医学的根拠が示されていない薬を使用されることもあるのです。そうなると暗示効果しかありませんよね。さらに困るのは、白内障で点眼していたという人は、多くのケースで緑内障が隠れていることです。

緑内障においても眼圧を下げる薬が処方され、もちろん有効な療法ではありますが、これで治るわけではありません。やはり手術が不可欠です。

手術と聞くと、大がかりな治療で面食らう人もいるでしょう。では虫歯の治療はどうでしょうか。これも手術、つまり外科処置です。知識さえあれば、手術に対する印象は大きく変わるはずです。

“やってはいけない治療”が行われていることがある……

事例1

緑内障で薬物療法に頼り手術の適切な時期を逃した

緑内障では薬で眼圧を下げて進行を抑える治療がある。ただし、薬にも限界があり、進行を止めることはできない。視野障害や眼圧コントロールの状況を踏まえたうえで手術が手遅れにならないこと。重症化すると手術でも進行を止められない。

事例2

白内障の不適切な手術で視力が回復しなかった

白内障の手術治療がされないまま、近視矯正手術を行ったことで、視力が回復しないケース。この状態で再度適切な手術をして視力は回復できたが、度数決定が困難を極めた。50歳を過ぎたらレーシック矯正手術やICL屈折矯正手術を行うべきではない。白内障の手術時に屈折矯正も行えるので。

目の病気に急性はない
治療法の正しい選択が重要

白内障や緑内障の根本治療は手術のみが有効であることは再三お伝えしてきました。上記の事例1のように緑内障を**薬物療法だけで治療することは「いつか失明するかもしれませんが……」という宣告を隠しているような**ものです。かといって事例2のように**不適切な手術が行われると、本来の適切な治療の妨げになります**。正常な部分に手が入れられてしまったケースもあります。冗談のように受け止められるかもしれませんが、なにも処置をされないまま当院を受診してもらったほうがまだよいと感じます。

　また、手術法の選択ミスが顕著に現れた事

治療法の選択が人生を左右する

ボクサーの網膜剥離が
引退勧告の対象だったことがある

当院には実に多くのプロスポーツ選手や格闘家も訪れます。手術で網膜剥離を治し、世界チャンピオンになったボクサーもいます。かつて網膜剥離になったボクサーは引退勧告の対象とされていた時代がありました。その原因は網膜剥離を再発させる手術が主流だったから。この手術は“バックリング法”と呼ばれ、網膜を引っ張っている線維の緊張をゆるめているだけで、障害の原因である硝子体線維がそのまま残っているものです。現在、世界の先進的眼科外科医では、この方法を旧式として行っていません。近代的な硝子体手術であれば一回で治せます。

医療機関（医師）の選択が重要になる (P70参照)

例があります。網膜剥離において世界水準では古くて採用されない手術法が、日本では最近まで定説とされていたのです。それは一時的に病状を落ち着かせるだけで、障害は残されたままの手術。そのため患者さんが再発を繰り返す事態を招きました。**網膜剥離になると激しい運動や格闘技はできないと思われがちですが、根本治療が行われていれば復帰できます。**

とはいえその治療法が適切かどうかはわかりませんよね。医療機関と医師の見極め方については70ページで解説しますが、みなさんがある程度の知識を持っておくことが前提になります。目の健康は人生に関わることですので、正しい情報のもと判断できるようにしてください。

タイプ

目の病気

⑨

最先端設備と高度技術による視力矯正（視力回復）

不適切な手術によって白内障や網膜剥離を招くことも

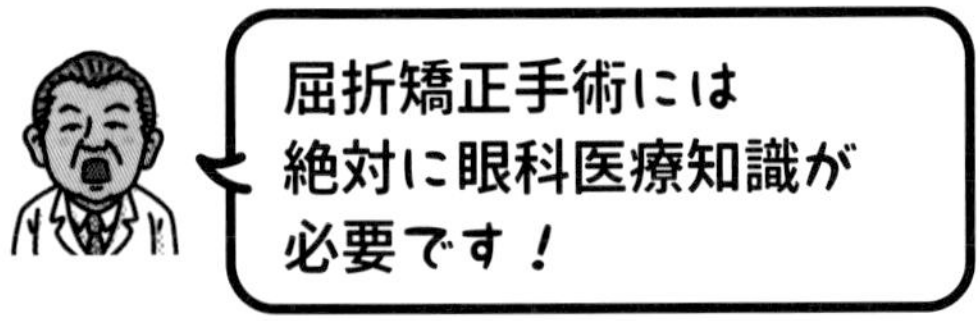
屈折矯正手術には絶対に眼科医療知識が必要です！

注意 1　**最先端の設備がなければ、適切な手術ができない。**

注意 2　**専門医療機関の技術のある医師以外はリスクが伴う。**

注意 3　**近視、乱視、遠視、老視のすべてを考慮した手術でなければならない。**

近視治療のレーシック矯正手術は広く知れわたっています。1992年にドイツで開発され、実は筆者も開発に携わっており、94年に日本で最初に手術を始めたのが当院でした。この画期的な治療法は成果を上げるとともに評判になりましたが、しばらくして悪い評判も出てくるように。それは手術が専門医療機関以外でも行われるようになったからです。

結論からいうと、**最先端の設備のある医療**

屈折矯正手術は大きく2種類に分けられる

○ レーシック矯正手術
→P108参照

レーザーで角膜表面にフラップと呼ばれるふたを作り、機械で角膜の屈折率を変えてフラップを戻す。

○ ICL屈折矯正手術
→P110参照

水晶体と虹彩の間に眼内レンズを挿入する。角膜を削らないため、後に度数を変えることもできる。

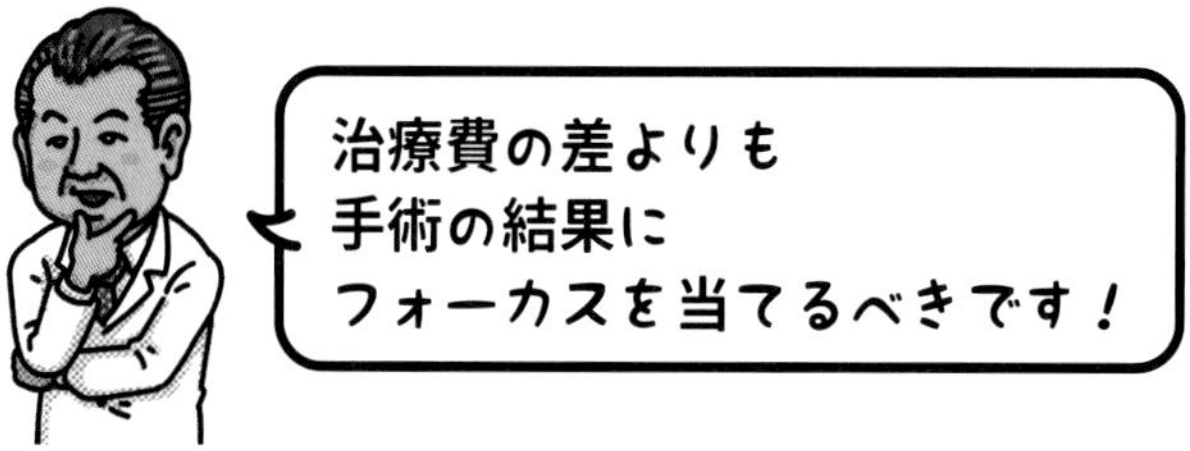
治療費の差よりも
手術の結果に
フォーカスを当てるべきです！

機関で、高度な技術と目の病気全般の知識を持つ医師が行うレーシック矯正手術はよい評判しか生まれず、それ以外はリスクが伴います。リスクが生まれた要因はさまざまあると思いますが、ひとつは治療に価格競争が生まれたこと。当然、治療費が安いほうを選びたくなりますよね。ただ、レーシック矯正手術の最先端設備は高額なもの。これだけを見ても手術後に格段の差が出てしまうことは理解できますよね。

また、最近は近視の視力矯正にはレーシック以外にICL屈折矯正手術が広く行われています。あらゆる病気の手術に対応できる医師が手掛ければ、もし合併症があっても一緒に治療することができます。目の治療は総体的な適応力が必要であることを認識しておいてください。

タイプ

目の病気

⑩

先進医療の国である日本は眼科医療においては後進国

“大病院なら安心説”が根強い世界で廃れた治療法が残ったまま

日本の眼科医療は……

世界水準である

誰が見ても明らか！

世界に遅れをとっている

目の不調を感じると、かかりつけの病院にいきますよね。そこで手術が必要になった場合、大きな病院への紹介状を作ってもらいます。安心だと思いますか？　大きな病院の多くは、総合病院の研修病院。総合病院の眼科は比較的小さく、研修病院では練習台になることも。眼科だけなら当院は日本最大規模です。**よい治療ができるのは、常に世界最先端の設備と技術を保ち、眼科手術件数の多い病**

日本の視力基準における疑問点

○ 運転免許「普通第一種免許」の視力の合格基準

「両眼で0.7以上、かつ、一眼でそれぞれ0.3以上、又は一眼の視力が0.3に満たない方、若しくは一眼が見えない方については、他眼の視野が左右150度以上で、視力が0.7以上であること」

↓

極端な視力低下がなくても視野障害を伴う病気

緑内障　**網膜色素変性症**　安全運転できるといい切れるだろうか？

医療だけでなく、社会全体の視機能に対する意識を見直す必要がある!

院。実際に大きな研修総合病院で治療ができなかった人が当院を訪れることが多くあります。ドイツやアメリカで経験を積んだ立場からすると、日本の眼科医療は遅れています。

緑内障を例にします。眼圧を下げるためにレーザー周辺虹彩穿孔術という手術をすることがありますが、多くは角膜の内皮細胞が傷つけられ、炎症を起こすこともあります。狭《きょう》隅角《ぐうかく》や閉塞隅角緑内障により眼圧が高すぎる場合はこの手術は適していないというのが世界水準の医療では常識ですが、日本では行われることがあり、角膜内皮細胞障害を起こすわけです。外科的周辺虹彩切除術や白内障手術で治すのが世界の標準治療です。ただこれら**の手術には技術力が必要なので、どの医療機関でも行えるわけではありません。**

タイプ

目の病気 ⑪

最先端医療のある医療機関と技術力のある眼科外科医

その医師は

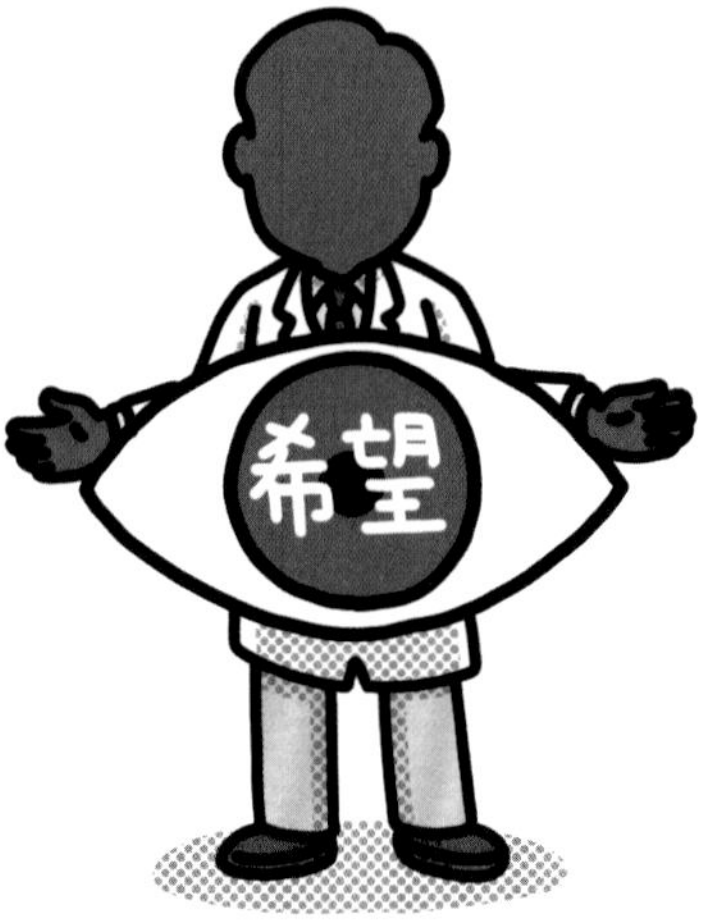

見せてくれるか？

ある病気のみの専門医は不十分　目全般の知識・技術・経験が必要

日本の眼科医療は遅れているとお伝えしましたが、最先端医療のある病院を選べば安心ですよね。**完備された医療保険制度があり、患者がすべての医療機関を選べるというのは世界にはない恵まれた環境です。**ただ、本書で医療機関や医師の名を推薦できるわけでもありません。そこで判断の基準となるものをいくつか紹介しましょう。

まず、総合病院などの医療機関の知名度で

眼科医選びのポイント

ポイント1 眼科以外の知名度や規模で選ばない

あらゆる診療科がある医療機関では、どの診療科も同じレベルだとは限らない。経過観察や薬物療法だけで様子を見るケースもある。

ポイント2 目の病気全般の治療経験が豊富な医師

特定の病気のみを専門とする医師は、合併症や後遺症などを踏まえて治療できるか、という点に疑問が生じる。

ポイント3 最先端の検査・手術設備がある

医学は常に発展しており、それは設備についても同様。また高度な設備は、技術力の高い医師でなければ使いこなせない。

判断するのは間違いです。内科や外科などの診療科が世界的に評価されているだけで、眼科の水準が高いとは限らないからです。次に「私は○○の専門」などと特定の病気を挙げるような医師は疑いたいです。**目の病気を全般的に熟知していなければ、適切な治療が行えません。**「目の病気全般の治療経験があり、その中でも○○の手術実績が多い」というようなケースは問題ないでしょう。さらに**最先端の検査・手術設備がある医療機関であることが重要。それを使いこなせる高い技術と豊富な経験を持つ医師もいることになる**からです。

そしてなによりも**どんな病気でも治療法を提案できる医師は信頼できます。**逆に「経過を見ましょう」とか「治療法がない」というような医師は信頼できません。

タイプ

目の病気 ⑫

治すのは医師だけではない 患者の意識と知識が求められる

"お任せ"は泣き寝入りのもと 焦らずに早期治療を！

医療はお寿司屋さんで
板前にお任せするようなものではない！

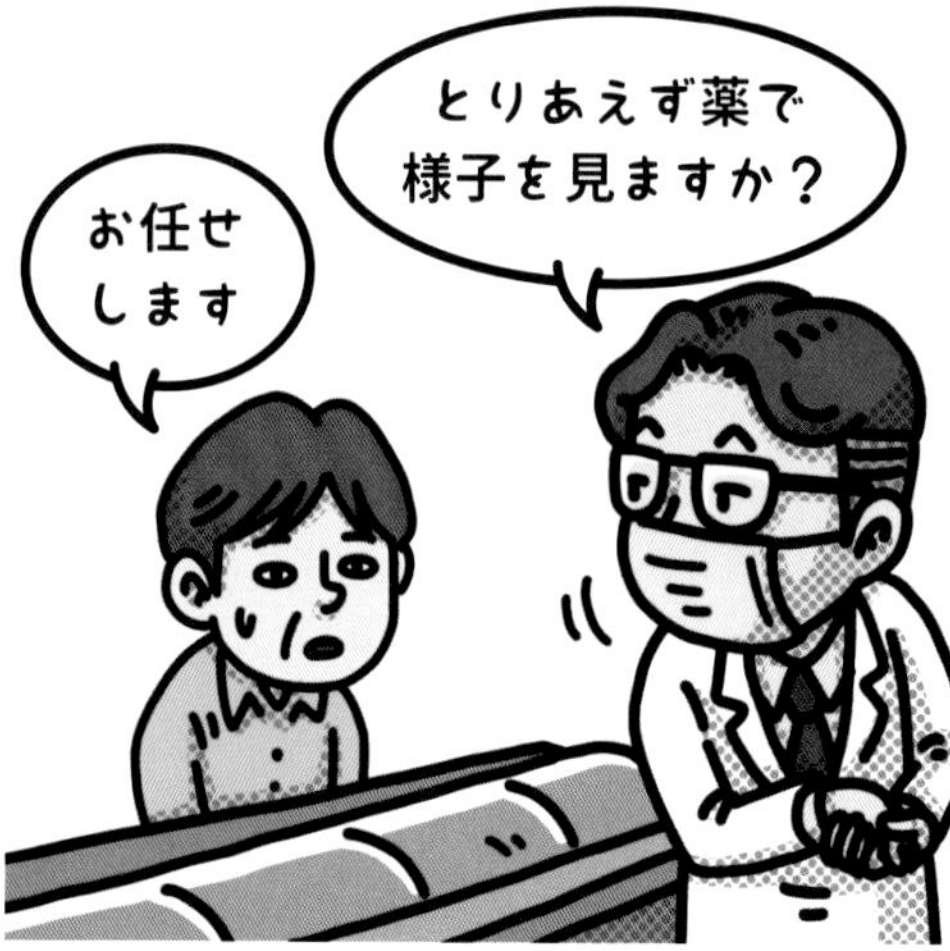
とりあえず薬で様子を見ますか？
お任せします

思うように軽快せず、「あの病院のせいだ」「あの医師が悪い」というのは後の祭り。後悔しないためには、**患者さん自身の高い意識が必要**です。それは**目の病気に正しく向き合うこと**。まず、ここまで解説してきたことを整理し、理解を深めましょう。

①目の病気の悪化で失明することがある。

②加齢によって発症リスクが高まる病気、年齢に関係なく発症する病気がある。

焦らずに早期治療を実現するためには？

ケース❶ 経過観察や薬物療法のみの治療の場合はほかの医療機関を試す

根本治療がされない状況が続くと、病状は悪化。こうしたケースではいざ手術となったときも不安が残る。セカンドオピニオンを検討したい。

ケース❷ 不適切な手術ならしないほうがよい医師の治療方針を確認する

医師からの手術内容の説明で、合併症などのリスク、手術後の状態についてなどを確認。疑問がある場合はセカンドオピニオンを検討したい。

取り返しがつかなくなる事態を避けるには、患者が病気と治療法の知識を持つことが必要！

③目は寿命よりも早く衰える。
④視覚障害は視力低下のほか、視野障害や色覚障害など多岐にわたる。
⑤目の健康が維持されなくなると、認知症など老化が進みやすい。
⑥目の病気には必ず治療法がある。
⑦日本の眼科医療は世界水準より遅れている。
⑧経過観察や薬で進行を遅らせるだけでは、根本治療できない。
⑨治療が遅れると、手術は困難を極める。
⑩適切な治療は、最先端設備のある病院で、技術力のある医師のみが行える。

2章からは発症が増加している、失明リスクを伴う病気について解説します。以上の内容を踏まえ、知識を深めてください。

間違った医療情報と最先端医療の常識②

「緑内障」編

間違い：緑内障は薬で眼圧を
下げて進行を抑えるしかない
新常識：薬には限界がある。緑内障は手術で治せる

失明寸前まで気づかないこともある緑内障。せっかく早期に発見したのに、薬で眼圧を下げる治療だけにとどめているのは、失明する時期を遅らせることにすぎません。もちろん緑内障になる大きな要因は眼圧が高いことなので、眼圧を下げる治療方針は間違っていません。しかし、薬には限界があります。それよりも手術で眼圧を下げるほうが有効なのです。

眼圧を下げる手術方法はいくつかあり、検査結果を受けて適切な時期に適切な手術を行います。適切な時期というのがポイントです。緑内障の治療には眼圧コントロールが必要で、進行度合いに応じて"目標眼圧（どれくらい眼圧を下げるか）"というものがあります。手術のタイミングはこの目標眼圧で判断するのです。

また、白内障が原因で隅角が狭くなり、眼圧が高くなるケースが多々あります。そのためにはまず、白内障の手術を行います。白内障を早期に手術で治しておきたいのは、こうした合併症を招かないためでもあるのです。

緑内障の手術方法も種類が増え、病状に合わせて選択できるようになっています。視神経への血流を増す治療も確立され、効果が出ています。不可能と思われた病気も治せますので、絶対にあきらめないでください。これらには医師の高い技術が必要なことも補足しておきます。

2章

失明リスクのある病気の治し方

加齢黄斑変性、網膜色素変性症、糖尿病性網膜症

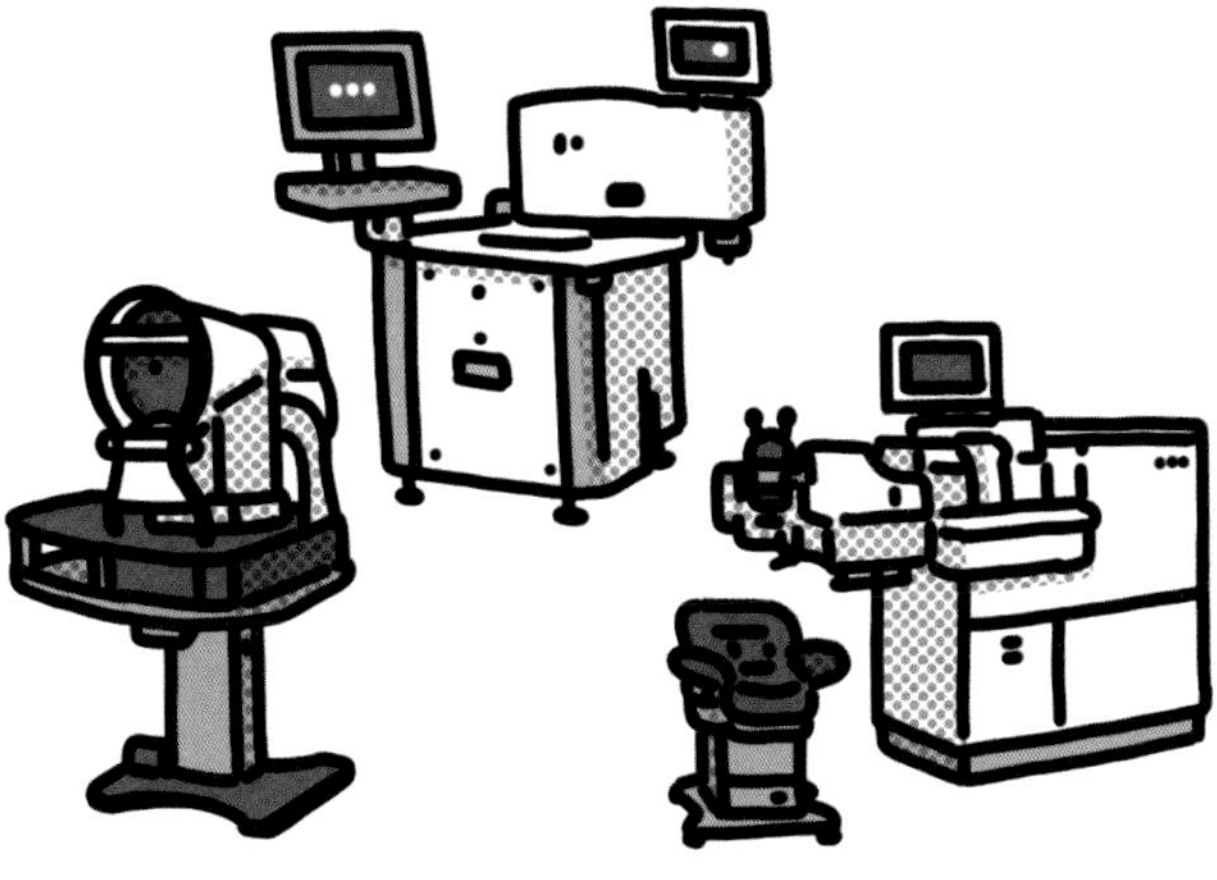

失明する可能性のある病気はさまざまだが、
近年増加中で特に警戒したい3つの病気解説。
すべてに治療法はある。

病気 ①

診断や治療法が混乱している加齢黄斑変性

アメリカでは高リスクの病気と認知 視力低下だけでなく視野障害も起こる

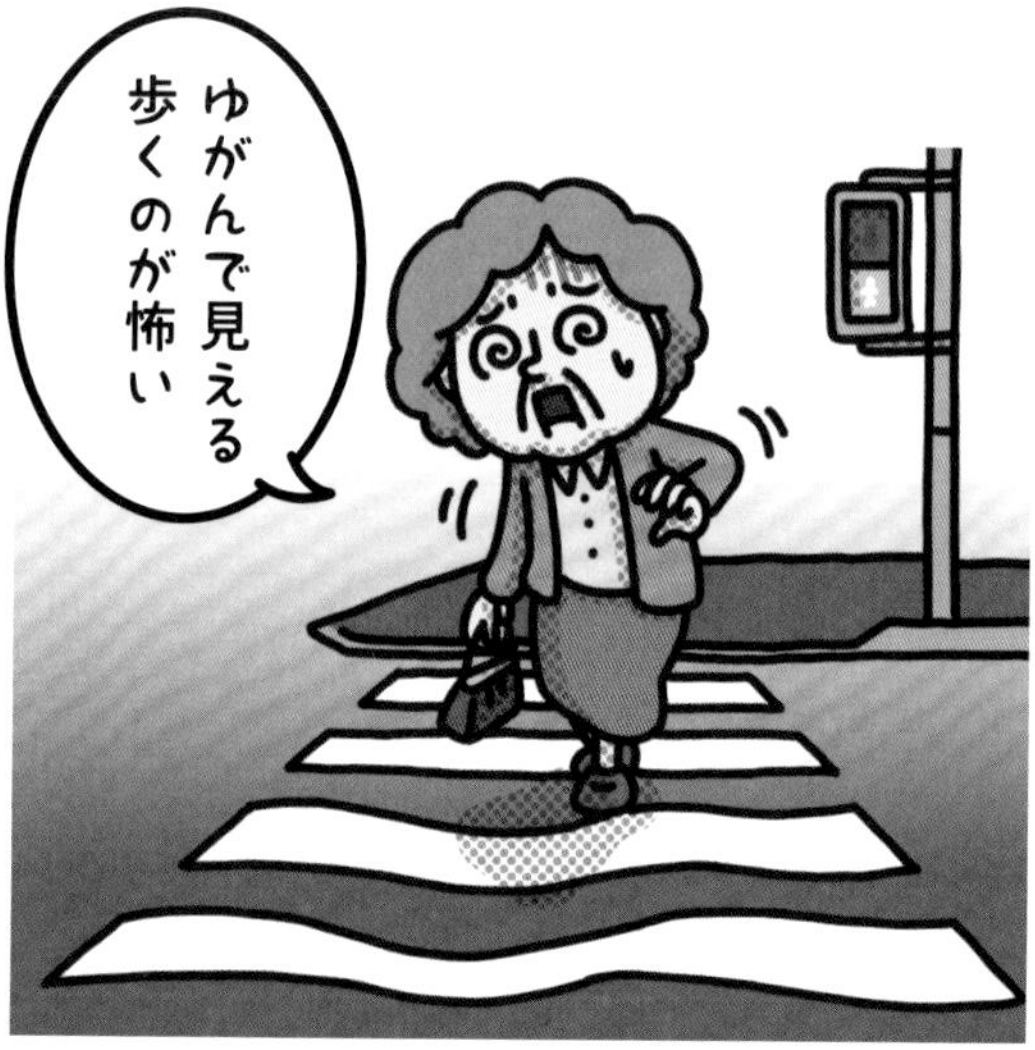

白内障や緑内障、網膜剥離はよく知られている目の病気ですね。加齢黄斑変性はアメリカなどの先進諸国では最も失明リスクの高い病気として扱われていますが、日本ではまだ広く周知されていません。それは患者数の統計が明確化されていないことも要因でしょう。実際は日本でも多くの人が発症していると考えられ、失明に至る前に早期治療が求められます。後に解説しますが、**日本では病状が進**

病気の特徴と症状

背景	アメリカでは中途失明の主要な原因の病気とされる。日本での患者数は正しく把握できていない。
症状	●視力が低下する。 ●視野が欠ける、黒い部分がある。 ●ものが変形して見える。
原因	老化によって黄斑組織に老廃物（ドルーゼン）が蓄積し、血流を阻害。そのほか、網膜の細胞の萎縮も原因。
進行	初期の段階で治療しなければ進行を遅らせたとしても中期、末期へと進む。

**病気の実態を知ったうえで
早期に適切な治療を行っていく必要がある。**

行した段階で診断されるケースが多いという実情があります。

病名のとおり、**発症の原因は加齢と光による網膜障害です。網膜組織にドルーゼンという物質がたまったことが主な要因で、**進行すると新生血管ができ、これが網膜神経細胞下に滲出液《しんしゅつえき》を漏らし、網膜剥離を引き起こすこともあります。実はここまで進行すると治療は困難を極めます。症状としては**ものが変形して見えたり、視野が欠けたり、視力が低下したりします。**

早期発見にはこれらの症状があった場合、すぐに適正な検査をすること。ただし、日本では診断基準が世界の水準とは違うので、腑に落ちない診断結果となった場合はセカンドオピニオンを検討してください。

加齢黄斑変性の進行

初期

黄斑組織にドルーゼンという老廃物が蓄積する。
さらに、網膜色素上皮の色素脱出や色素沈着が起こる。

中期～末期

網膜色素上皮が徐々に萎縮して網膜が障害される（萎縮型）。血流障害が起き、網膜下に新生血管ができて破れたり、血液成分が漏れ出したりする（滲出型）。

変性が強くなったり、
出血がひどくなったりし、
網膜の錐体組織が死滅してしまう。

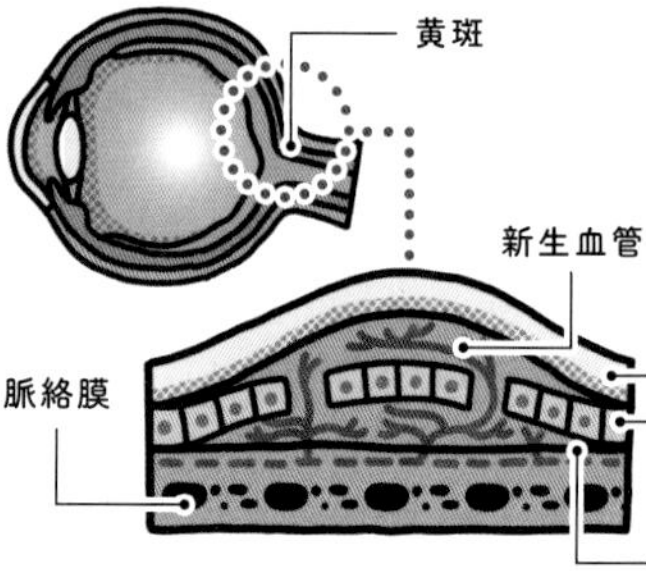

日本独自の診断基準によって発見が遅れ、病状が進行してしまう

加齢黄斑変性は、網膜色素上皮層と脈絡膜の間のブルッフ膜の三層間の病変です。加齢、光毒性、糖化、酸化、炎症などが原因で網膜色素上皮層とブルッフ膜が細胞障害を受け、この間に変性した脂質やタンパクがたまります。これがドルーゼンという老廃物。ドルーゼンの出現は初期段階です。網膜色素上皮の色素脱出や色素沈着も初期からの所見です。**世界の診断基準では軟性ドルーゼンの出現で加齢黄斑変性と診断されますが、日本ではこの時点では診断されない**ことがあります。

進行して中期、後期・末期になると症状の違いが出てきます。**滲出型加齢黄斑変性は、障**

日本と世界の診断基準の違い

日本

ドルーゼン出現時の初期の段階では診断されないことが多い。この診断の遅れが、光障害を防ぐためのメガネ装用やサプリメントの服用などの初期治療が行えない原因に。

➡ **新生血管がある滲出型や、萎縮型の中期以降のものしか加齢黄斑変性と診断されないのが日本の基準で、世界基準と異なる。**

世界

初期の段階で診断され、適切な治療を施す。

➡ **ドルーゼンの出現を重んじている。初期の予防的治療も含めて長期的に治療できる。**

➡ **初期の段階で適切な治療をしておけば、視力・視野障害を防げる！**

害されたブルッフ膜や網膜色素上皮層の細胞を修復しようと、新生血管が脈絡膜から伸びてきます。タイプは2種類あり、ひとつ目は、網膜色素上皮層が破けていないと、新生血管から漏れた漿液《しょうえき》性成分が網膜色素上皮剥離を引き起こすもの。大きなドーム状のふくらみになるのが特徴です。一方、網膜色素上皮に切れ目があり、これを貫いて新生血管が神経網膜下に伸びている状態となり、漿液性網膜剥離を引き起こす場合もあります。平坦な網膜剥離像となるのが特徴です。

また**萎縮型加齢黄斑変性の場合は、いったん出た新生血管が枯れてしまったものや、はじめから新生血管が出ないでブルッフ膜や網膜色素上皮の細胞障害が進行します。**地図状萎縮病巣となるものもあります。

加齢黄斑変性の検査

蛍光眼底造影検査

蛍光色素を含んだ造影剤を腕の静脈から注射し、眼底カメラで眼底の血管の異常を検査する。副作用がある。

網膜断層検査（OCT）

眼底三次元画像解析装置というもので、網膜の断層画像と視神経線維層の断層画像を撮影して検査する。

副作用のない網膜断層検査（OCT）が主流。なにより医師の知識と経験が必要。

抗VEGF抗体の硝子体注射で病状の進行を遅らせる

加齢黄斑変性は滲出型でも萎縮型でも細胞障害時に炎症反応があり、一部は黄斑上膜という増殖膜が張った状態になっています。日本では新生血管の確認が診断基準で、早期の診断ができないことから治療開始も遅れることに。日本の眼科医がドルーゼンに気づけていないのが問題なのです。世界基準を知っておけば、初期の段階で異常は発見できます。

これまでは眼底カメラで眼底の血管の異常を検査する「蛍光眼底造影検査」が採用されていましたが、蛍光色素を含んだ造影剤を注射するため副作用もあります。現在は網膜断層検査（OCT）が主流です。これは**眼底三次**

初期の治療法

抗VEGF
（血管内皮増殖因子）
抗体の硝子体注射

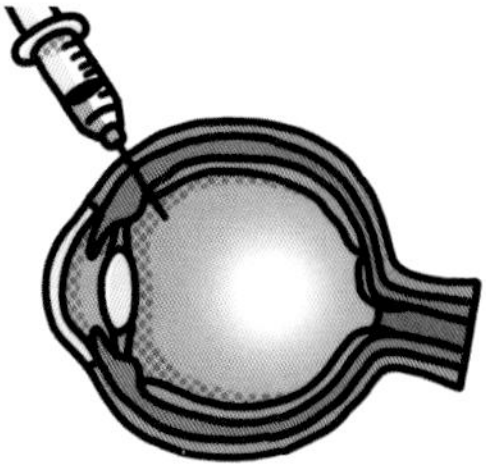

新生血管の増殖を抑えるために抗VEGF抗体を硝子体に注射する。症状の緩和と進行を抑える効果がある。

これで軽快するケースもあるが、治療としては第一選択の扱い。進行している場合は、網膜硝子体手術（次ページ参照）が必要。

元画像解析装置で網膜の断層画像と視神経線維層の断層画像を撮影するものです。これら最先端の検査設備を用いて、最終的には医師の知識と経験で診断します。

初期の段階で発見できた場合、薬物療法を行います。**眼科用のアヴァスティンなどの抗VEGF（血管内皮増殖因子）抗体の硝子体注射**です。ドイツで開発され、欧米で画期的な薬として活用されています。治療は1か月ごとに注射をし、その都度、網膜断層検査で新生血管を抑えられているかどうか、合併することの多い網膜剥離を引き起こす状態が改善されているかどうかを見ます。初期の段階では効果的な治療法です。**ドルーゼンの出現を加齢黄斑変性と診断できれば、新生血管を抑え**込めるといえるのです。

中期の治療法

網膜硝子体手術

網膜下に残っている血液由来の血漿成分と黄斑部の炎症後の増殖膜、網膜下の血液漿液成分を除去する。

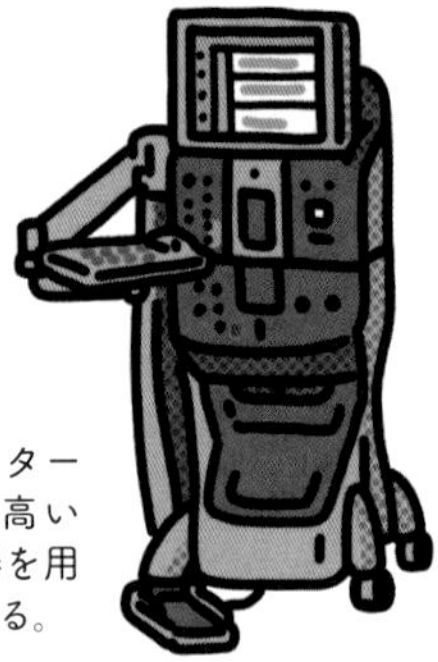

コンピューター制御による高い性能の機器を用いて手術する。

末期になると予後が悪いため、早い段階で手術を行いたい。

治療法がないとされていたが硝子体手術で治せる時代に

抗VEGF抗体の硝子体注射で軽快することも多々ありますが、これは早期発見の治療の場合の第一選択。**進行している場合（中期）は、抗VEGF（血管内皮増殖因子）抗体の硝子体注射を併用し、網膜硝子体手術を行う**必要があります。中期から後期の問題点は、網膜色素上皮剥離や漿液性網膜剥離が起こっていること。これらは区別しにくいこともあり、これに黄斑上膜が重なる場合も多々あります。

　手術は、**網膜下の血液漿液成分を除去するために黄斑上膜剥離術と網膜のかたい膜である内境界膜を剥離し**、空気還流下でうつ伏せ位を5日間保ち、網膜を押さえつけます。手

間違った治療が行われていたこともある！

世界で否定されたのちに日本で導入された治療法で正常な細胞までつぶしてしまった事例

かつてドイツで開発されたPDTレーザー法（光線力学療法）という手術が行われていた。レーザーを網膜に照射し、新生血管のみをつぶすのが目的だが、結果、黄斑部の視細胞など正常な細胞もつぶしてしまうものだった。医療の発展にはどうしても失敗がつきものだが、大切なのはその後の対応。PDTは世界ではほとんど行われなくなったのちに日本に導入された。このために日本ではPDTで多くの人が視力を失った。救える患者さんがいたことを思うと、残念でならない。

術対応が早ければ視野障害を改善でき、視力が1・2まで回復した事例もありました。加齢黄斑変性に限らず、炎症反応があり増殖膜に変化があるケースでは、通常の硝子体手術よりもさらに高度な手術となります。当院では**コンピューター制御による高性能の最先端設備を使用し、卓越した技術を持つ執刀医が担当**します。残念ながらこの手術を行える医療機関は日本では限られています。なお、黄斑円孔（P54参照）も同様の手術で治せます。

　加齢黄斑変性は治せる可能性がある病気です。末期になると治療は困難を極め、予後も悪いのが正直なところですが、別の治療法を組み合わせて対処します。また遺伝疾患の面があり、遺伝子解析も進行中です。**医師も患者もあきらめないことが大切**なのです。

加齢黄斑変性の予防策がある

○ ブルーライトを遮光し、網膜を守る

ゼアキサンチンやルテインの摂取

カロテノイドの一種で活性酸素を消去し、黄斑部を守る。黄色の色素のため、ブルーライトの遮光による光保護機能がある。

ブルーライトの遮光メガネを装着

医療向けに開発されたメガネやサングラスを装用することで、網膜に障害が起こらないようにする。

➡ 加齢黄斑変性以外の病気予防にも有効。

発症を防ぐのは自分自身
予防策を講じて網膜を守る！

加齢が主な原因ではありますが、糖化や光毒性の原因は対策でかなり予防できます。糖化は糖質制限食（P120参照）が有効で、光毒性についてはパソコンやスマホの過剰な使用をやめることでも効果があります。

また、食べ物でも予防効果のあるものがあります。そのひとつは緑黄色野菜に含まれる**ゼアキサンチンとルテインという成分を摂取すること**。黄斑部の中央部にはゼアキサンチンが、その周辺にはルテインが多くあります。これはカロテノイドの一種で、**活性酸素を消去することで黄斑部を障害から守る可能性があります**。またこの成分は黄色の色素である

治療期間や治療費について

治療期間 抗VEGF抗体硝子体注射のみの治療であれば約半年。硝子体手術を行う場合は1か月。

治療費 抗VEGF抗体硝子体注射は約5万円。手術を行う場合はこれに別途かかる（医療機関に確認してください）。

治療後 手術を行った場合は、手術後3週間安静にする必要がある。

合併症の症状によっても変わる。

ため、**ブルーライトを吸収する光保護機能を持っています。ブルーライトの遮光メガネやサングラスも有効**です（P134参照）。

また、**抗酸化作用のあるDHAやEPAといった脂質は、網膜の錐体細胞や桿体細胞を守る働き**があります。青魚に豊富に含まれている脂質です。先のゼアキサンチンやルテインもそうですが、これらの成分は食物から大量に摂取するのは難しいため、サプリメントを活用するのも一手。DHAやEPAは保険適用で処方してもらうこともできます。

治療できる病気とはいえ、発症している間は苦悩が続き、生活に支障が出ます。また、治療には費用も発生します。もし発症した場合は、早期治療によってできる限り苦悩の期間を短くしたいものです。

病気
②

失明の可能性がある指定難病
網膜色素変性症

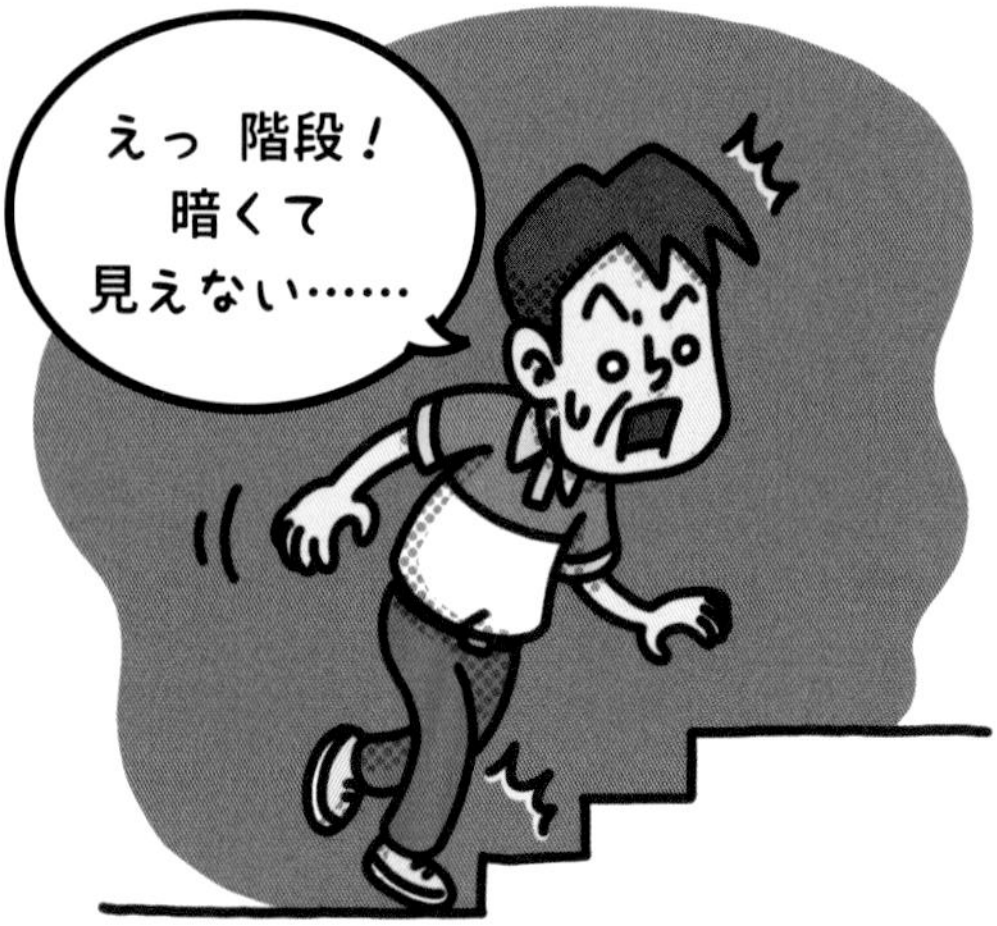

視覚障害の上位に入る病気
早期に治療をすれば視力を保てる

「指定難病」という言葉だけで、患者さんを不安にさせているかと思います。もちろん**進行すると失明する可能性があるため、早期発見に努めたい病気**です。ここで指定難病の認定条件を見てみましょう。①発病の機構が明らかでない、②治療法が確立されていない、③希少な疾病である、④長期の療養がある、⑤患者数が日本において一定の人数に達しない、⑥客観的な診断基準が確立されていること、

病気の特徴と症状

背景	指定難病に認定され、治療法は確立されていないとされるが、海外ではさまざまな治療が行われている。
症状	●視力が低下する、夜盲（暗いところで見えない）。 ●視野が欠けている、トンネル視（周辺が見えない）。 ●ものが変形して見える、色が見えにくい。
原因	遺伝性疾患。なんらかの原因で網膜の視細胞に障害が起きた状態。
進行	●視野がどんどん狭くなる。 ●白内障や緑内障、黄斑上膜などが合併する。 ●網膜炎による血流障害、硝子体混濁が起こる。

正式名：Retinitis Pigmentosa

※「色素性網膜炎」とも訳せ、網膜炎の要素が強い。

とあります。これをもって「治療できない」とは言語道断。また、「医療の発展に期待したい」というような言葉を聞くこともありますが、**今、苦悩されている患者さんを救うのが医療の役割**です。

筆者はこれまでに網膜色素変性症の患者さんを数千人治療してきました。**早期治療をすれば視力を保つことができます**。また、この病気は網膜炎のすべての所見が起こることから、**網膜炎の治療だけを見ても改善に向けての一途を辿れる**といえます。これは合併症に対する治療も同様です。

この病気を解説している一般書籍はないようですが、「本書で解説する治療は、すべての医療機関で対応できるわけでない」ということを踏まえて読み進めてください。

視細胞の働きを知る

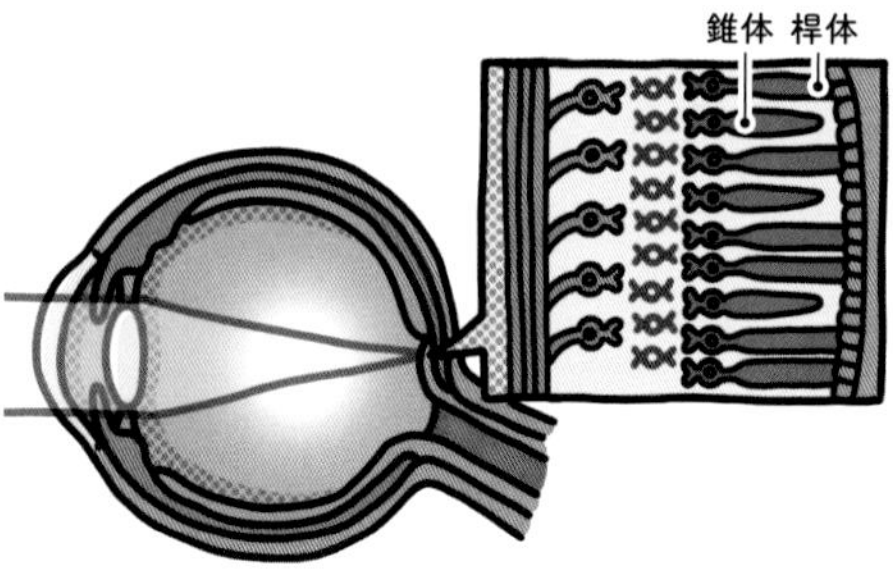

桿体細胞

動眼視力や明暗を感じる。感度が高いため暗い場所でも光を感知することができる。いい換えると、暗い場所での見え方を担っている。

錐体細胞

光の色彩や細かいものを見るための細胞。長い波長（赤光）、中間の波長（緑光）、短い波長（青光）の3種類の異なる波長の光の感受性がある。

初期段階で症状に気づきたい 合併症が隠れていることも

網膜色素変性症は、**桿体細胞《かんたいさいぼう》と錐体細胞《すいたいさいぼう》の網膜色素上皮で遺伝子変異のために細胞障害をきたす遺伝疾患**です。まず暗い場所での光を感じる桿体細胞が障害されます。ついで桿体細胞が死滅すると中央部の錐体細胞を保護する物質も減少し、視力や色覚を感じる錐体細胞が障害されます。

初期の症状は桿体細胞障害による**夜間視力の低下「夜盲《やもう》」**と、**中間周辺視野の消失**があります。ついで桿体細胞障害での**羞明感《しゅうめいかん》**（まぶしさを感じる）や**光視症状**（視野の一部に一瞬光が走って見える）、**色覚異常、視力低下、視野が狭くなるトンネル状の視野狭窄**などが現れ

自覚症状があればすぐに受診を！

夜盲	暗いところや夜に見えにくくなる。明るいところから暗いところへいくと、しばらくして目が慣れて見えるようになる「暗順応」が起きない。
視野障害	視野が欠ける、ものが変形して見えるなどし、進行すると視野がどんどん狭くなっていく。合併症の影響も受ける。
視力低下	病状が進行するにつれて視力が低下していく。病状の違いや個人差もあり、ある程度視力が保たれるケースもある。
羞明・昼盲	視力低下に伴い、まぶしさを感じる（羞明）、明るいところで見えにくくなる（昼盲）、色覚異常が起こることもある。

ます。

検査所見では、**視野狭窄、視力低下、視覚障害があり、眼底検査では網膜色素上皮破裂による黒い骨棘状の色素沈着、血管の狭窄化、硝子体混濁、黄斑上膜、白内障、緑内障**などが認められます。

原因は遺伝子異常です。例えば常染色体遺伝性のRPの多くは、光を電気信号に変えるタンパクのロドプシン遺伝子の突然変異があります。この遺伝子はロドプシンのタンパクを破壊します。遺伝子異常のケースは多数にわたり、その研究や遺伝子治療においては研究中というのが現状です。ただし、**治療する術がまったくないわけではありません。**もちろん当然のことながら治療法については修正しながら進めていく必要があります。

検査と治療法

検査方法	眼底検査を行い、網膜色素上皮、血管、硝子体、黄斑部などの状態を確認するとともに、白内障や緑内障を合併していないかも検査する。
初期の保存的治療	薬物療法で病状の進行を抑制する。漢方薬、サプリメントの投与も効果が認められている。また進行を抑制するために専用サングラスの装用も治療の一環となる。
その他の治療	網膜炎の症状、合併症に対する治療も施行する。

➡ 可能性のある臨床治療を行っていく。

“治療法がない”は大間違い 別の病気がひそんでいることもある

病気の進行はゆるやかですが、なにもしないというのは医療人として医療義務放棄で、患者さんへの背任行為だと思います。少なくとも進行を抑制し、可能性のある臨床治療をするべきです。筆者は長年にわたり可能性のあるさまざまな治療法を実践し、現実に視力回復や進行抑制に成功しています。そもそも正式名である「Retinitis Pigmentosa」は「色素性網膜炎」と訳すべきではないかと思います。実際に**網膜炎の症状がかなり認められています**。光が刺激となる遺伝性の網膜炎の治療と考えれば、多くの医師も治療の必要性を感じるでしょう。

目を守りサポートするアイテム

○ 専用のサングラス

特殊カラーレンズを使用し、光過敏やコントラストの喪失、異色感などによる像形の不明瞭さやまぶしさなどに対応。

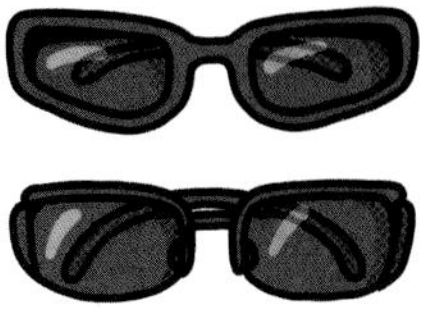

○ 拡大読書器

視野が狭くなり手元が見えにくい際に文字を拡大する機器を使用。淡い文字の印刷物も見えやすくなる。

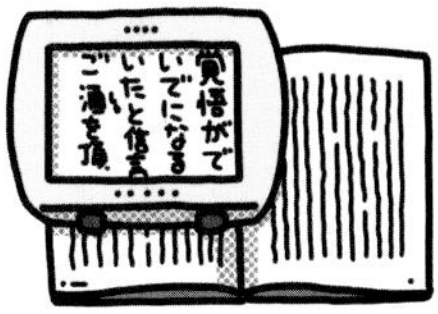

治療しながら日常生活の不自由さを解消する。

初期の保存的治療として薬物療法で進行を抑制することもありますが、漢方治療にも注目しています。例えば漢方での柴胡剤《さいこざい》と駆瘀《くお》血剤《けつざい》を投与します。柴胡剤は炎症を抑え、駆瘀血剤は血液が滞った状態を改善させます。網膜色素変性症は網膜炎があり、硝子体混濁だけでなく血管炎が起きて血流が悪くなっており、細胞障害を進めるのです。この漢方治療は初期の段階ではかなり効果的です。

また**緑内障点眼液で眼圧をコントロールすることも重要**です。さらになによりも**紫外線と短波長の光をカットする専用のサングラスをかける必要**があります。そのほか、血流をよくするビタミンB3ナイアシンや、視細胞のタンパク変性を抑えるビタミンAなどのサプリメントの摂取も効果が認められています。

人工視覚の開発が進む

視野がどんどん狭くなる

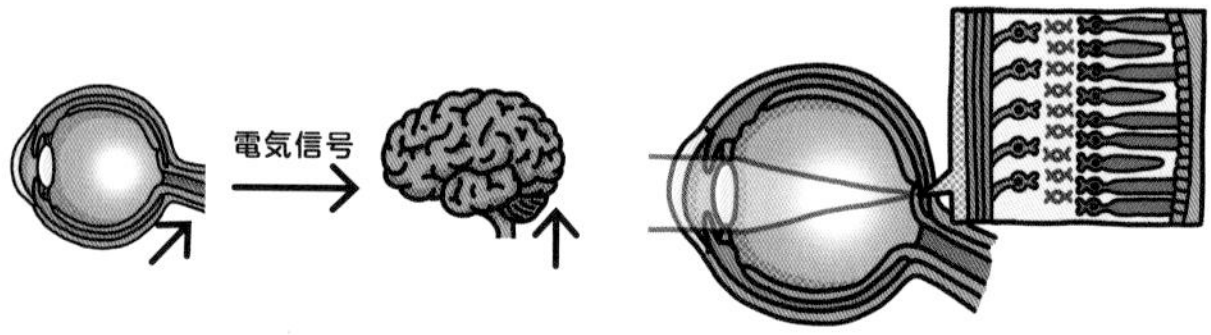

電気信号の伝達路障害

光を電気に変える視細胞の障害

➡ 緑内障が悪化すると失明するリスクが高まる。

➡ 緑内障の発症を防ぐには白内障の早期治療が必至!

世界中で治療法の研究が進む 臨床応用できれば治癒する！

網膜色素変性症を発症すると、**白内障が比較的早くから発症**します。**早期に治療をしなければ、水晶体を支えるチン小帯が損傷し、隅角が狭くなって緑内障も併発**することになります。網膜色素変性症の症状として視野狭窄が現れますが、緑内障による視野狭窄も起こしてしまうのです。網膜色素変性症は桿体細《かんたいさい》胞《ぼう》と錐体《すいたい》細胞《さいぼう》の視細胞障害ですが、緑内障は電気信号を伝える視神経の障害です。

光による網膜視細胞障害が強いため、手術は短時間で完璧に行う必要があります。当然のことながら技術力の高い医師でなければ成功させられません。**眼内レンズは、紫外線を**

治療期間や治療費について

治療期間
進行が比較的ゆるやかなため網膜炎の治療や、白内障、緑内障などの合併症の治療を行いながら長期的に検査と治療を続けていく。

治療費
治療、手術内容によって異なる（医療機関に確認してください）。

治療後
継続して検査、治療を行っていく。外出時は専用サングラスを装用し続ける。

合併症の状況によっても変わる。

100%カットにし、可視光線も短波長の細胞障害の強い光をカットする最新型のものを移植します。

さらに網膜炎による網膜黄斑上膜や硝子体混濁も現れています。この際も光障害を防ぐために短時間で精度の高い手術が求められます。医師の腕次第で手術結果に雲泥の差が出ると思ってよいでしょう。医師や医療機関の見極め方については70ページの解説を再確認してください。

これらはあらゆる可能性を考えた臨床治療です。医療は常に進歩しており、研究と治療法開発によって修正することが当然求められます。**未来に実現するはずの治療法もあるの**で次ページで紹介します。

遺伝子治療について

国内外で
研究中の段階

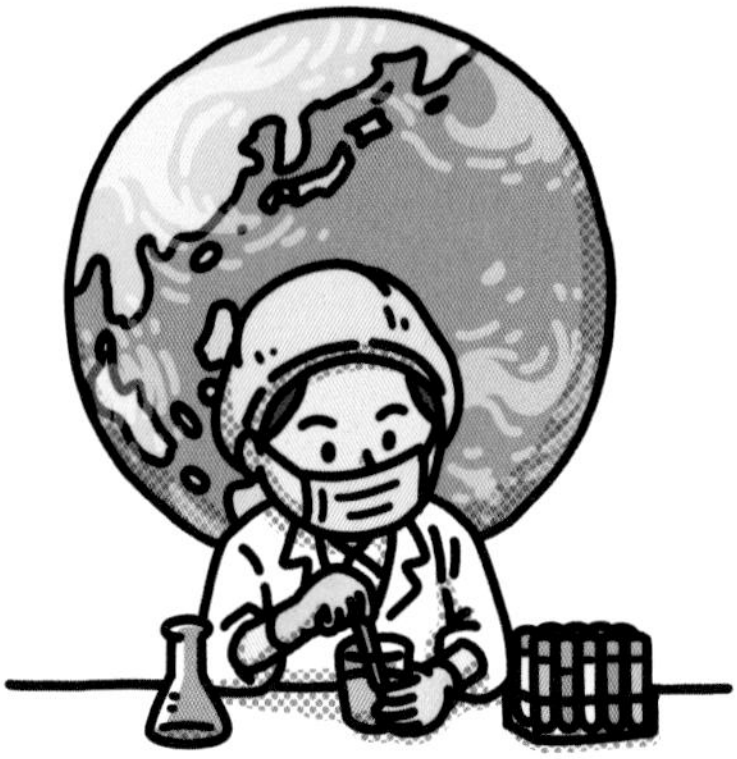

原因遺伝子への対処、変異の抑制、遺伝子の保護など、あらゆる研究が進められている。これは目の病気のみならず、人体に関わる病気全般の医療課題である。

研究が進む遺伝子治療と進歩する人工網膜

網膜色素変性症を発症した人の遺伝形式と一致する家族を確認できないというケースが約半数を占めるという研究報告があります。発症する原因は遺伝子の傷ですが、その種類は何十種類も確認されており、また遺伝子の中で複数の変異があり、数千種の遺伝子変異が報告されています。

海外では遺伝子治療の取り組みが進んでいます。例えば**常染色体劣性遺伝子のRPE65への治療がアメリカのFDA（食品医薬局）で認可されています**。これは変異遺伝子がある網膜細胞に健康な形態の遺伝子をウイルスとして補充する治療法です。視細胞に蓄積した

人工網膜の開発も進んでいる

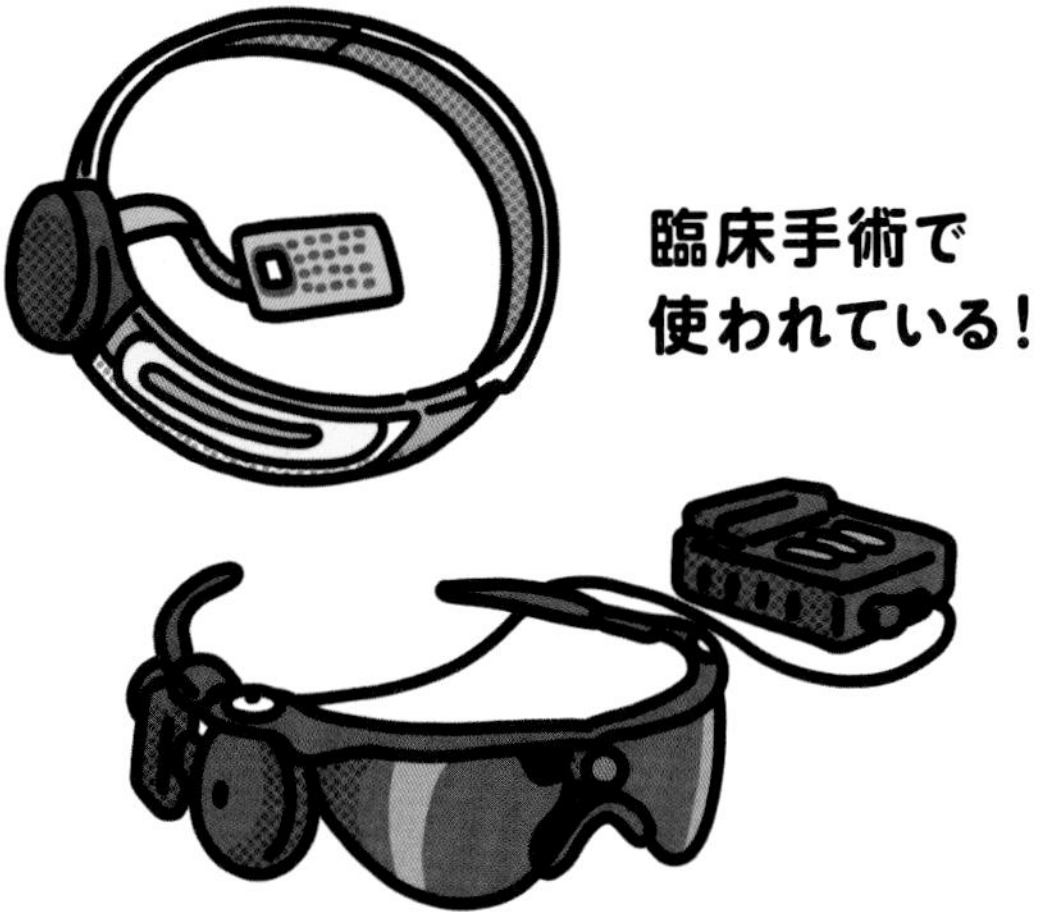

障害に変化はありませんが、錐体細胞《すいたいさいぼう》への障害の進行を抑えられた結果が出ています。日本では認可されたばかりで、薬価が両目で約1億円と高額で効果は限定的です。

　また目の病気で角膜移植を行うことがあるように、**網膜色素変性症においては人工網膜の移植の開発が進められています**。人工網膜にはいくつかのモデルがあり、「ArgusⅡ」というモデルは実際に臨床手術で使われています。これはメガネにつけたカメラで光を電気信号に変え、網膜下に埋め込んだ人工網膜に無線で電気信号を送るしくみです。この電気信号は視神経を介して後脳に送られます。現段階では1種類の電気信号（白黒のイメージ）ですが、今後進歩すれば実用性がかなり高まるはずです。

病気
③

進行するまで気づきにくい糖尿病性網膜症

糖尿病の自覚症状があればすぐに眼底検査も受けるべき

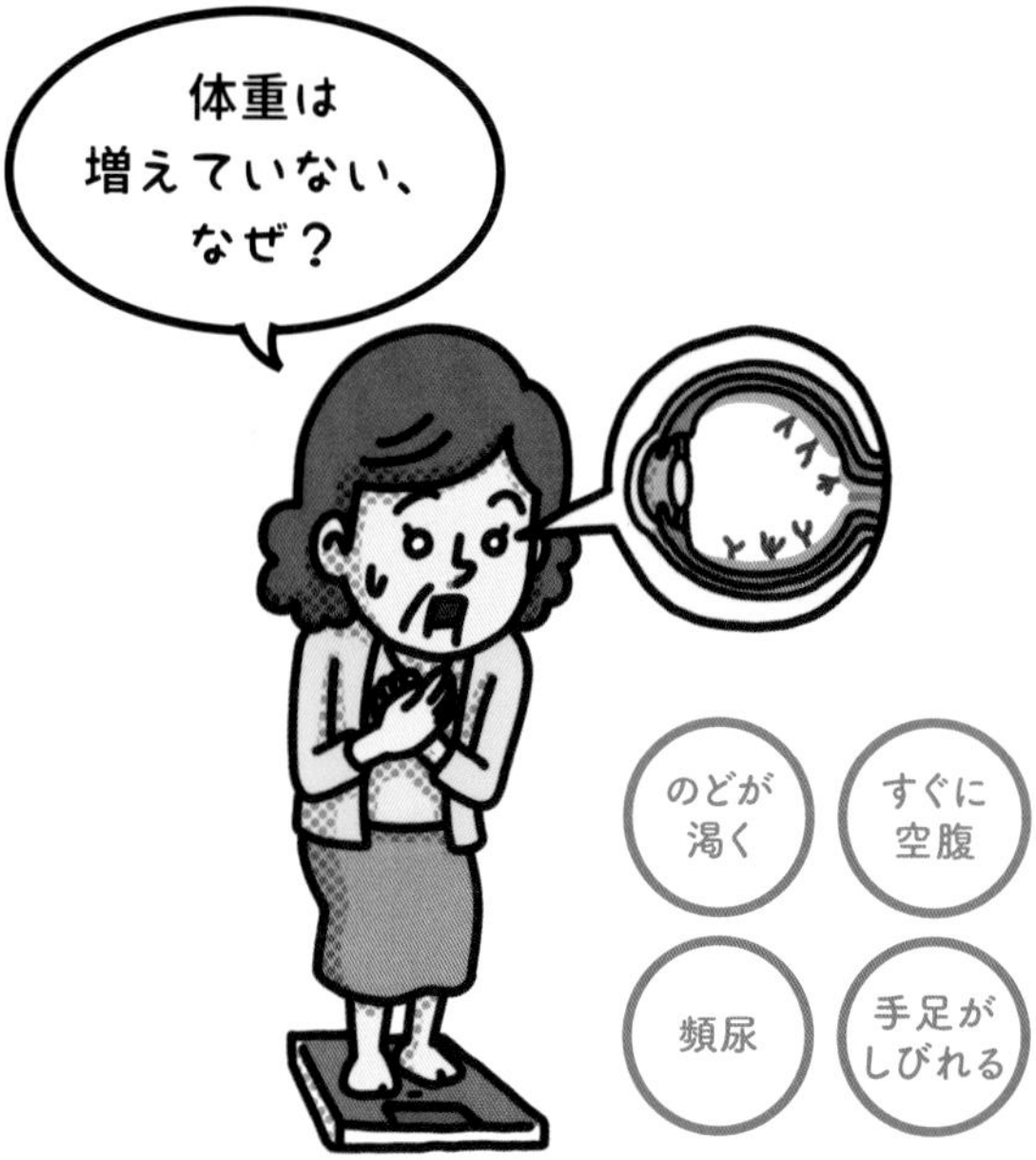
体重は増えていない、なぜ？
のどが渇く
すぐに空腹
頻尿
手足がしびれる

2016年の「国民健康・栄養調査」（厚生労働省）によると、糖尿病が強く疑われる者は約1000万人、糖尿病の可能性を否定できない者も約1000万人と推計されています。2019年の同調査では、糖尿病が強く疑われる者の割合（20歳以上の統計）は、ゆるやかに伸びています。健康意識の高まりの中で増え続けているのは、**糖尿病の初期には自覚症状が現れにくい**ことが考えられるでしょう。

病気の特徴と症状

背景	糖尿病の合併症で、初期では自覚症状があまりない。進行すると治療は困難を極める。
症状	●視力が低下する。 ●視野が欠けている。 ●ものが変形して見える。
原因	血管のつまりから血流を確保するために新生血管ができ、出血から網膜が引っ張られる。
進行	網膜黄斑浮腫や網膜剥離などを発症し、失明する可能性もある。

➡ **病状に応じた治療を行う。**

➡ **糖質制限などの予防が重要となる。**

進行するまで予防も治療も行われてないのです。**糖尿病の合併症である糖尿病性網膜症が診断されてはじめて自分が糖尿病であることを知る人もいるくらい**ですから。

「糖尿病が進行すると失明する」ということを聞いたことがあるかもしれません。これは糖尿病性網膜症のことをさしていますが、この言葉だけがひとり歩きするのは誤解を生みます。**糖尿病性網膜症には治療法があるから**です。

ただし、早期発見・治療が大原則です。糖尿病の初期の自覚症状としては上記の図が主な内容です。このような症状があった場合、**糖尿病検査だけでなく、眼科で眼底検査を受けていただきたい**のです。

網膜の毛細血管に障害が起こっている

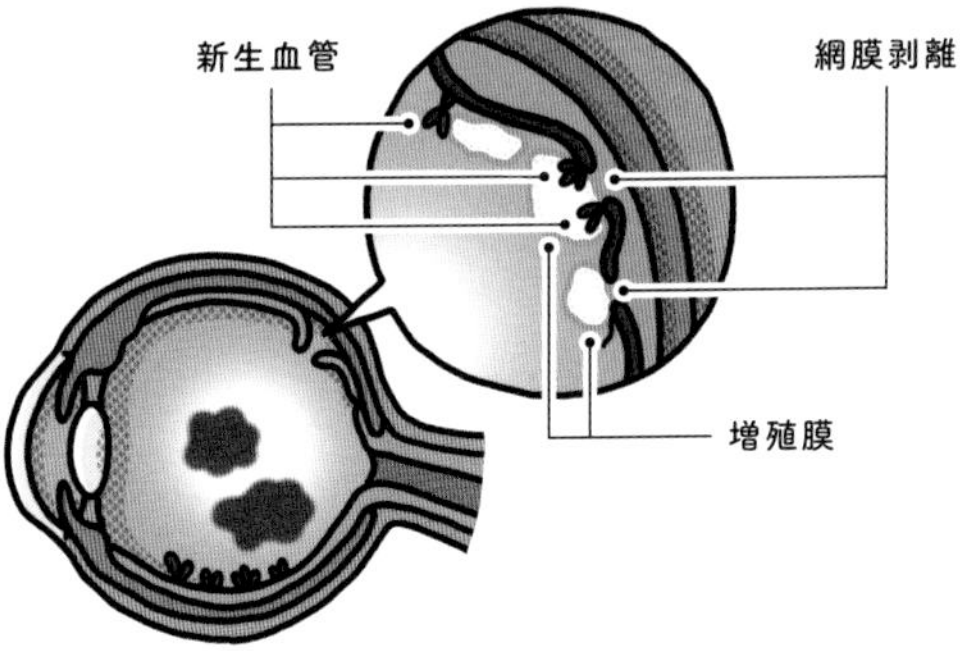

毛細血管がつまって破け、眼底出血をする。出血による酸素不足を補うために新生血管が作られるが、この血管はもろく、眼底出血と硝子体出血を繰り返す。その後、増殖膜ができ、網膜が引っ張られて破けたりはがれたりする。

新生血管や増殖膜が視機能を奪っていく

加齢黄斑変性（P76参照）は、ドルーゼンという老廃物が蓄積され、障害された組織を修復しようとして新生血管が作られます。**糖尿病性網膜症の場合は、血糖値の上下動で血管壁が傷つき、毛細血管がつまることで出血したり、新生血管が出現したりします。**その後の進行は似ており、**新生血管はとてももろいため簡単に破けて眼底出血と硝子体出血を繰り返し、炎症反応によって増殖膜が作られます。この膜が硝子体と癒着して網膜を引っ張り、網膜剥離を引き起こす事態になり失明するのです。**また黄斑部がむくみ、網膜黄斑浮腫という病気を招くこともあります。

病状による治療法の違い

○ 非増殖性・増殖性

新生血管が破けて眼底出血と硝子体出血を繰り返し、炎症反応によって増殖膜が作られる。この事態を招く前の段階を非増殖性といい良性として扱われる。増殖性は悪性として扱われる。

○ 症状や病状による治療法

網膜黄斑浮腫	抗VEGF抗体の硝子体注射が有効（P81参照）。
局所的な浮腫や毛細血管からの漏出	レーザー光凝固などで網膜出血や浮腫を止めることもある。
網膜剥離	通常の手術より高度な技術が求められるが、網膜広域観察システムを使用した硝子体手術を行う。

白内障や緑内障などを合併した場合はその治療も行う。

この増殖膜が作られていない状態では非増殖性網膜症といい、良性として扱われています。一方で増殖性網膜症は悪性として扱われ、もとの状態に戻らないと判断されてしまうことも。もちろん手術治療できますので、これは無責任な判断です。

病状の進行に関係なく気をつけたいのが、**糖尿病の内科的な治療によって弊害が起こるケースがある**こと。内科での治療はインスリンの注射や内服薬で血糖値を下げます。しかし、糖質の摂取で血糖値を上昇させるだけでなく、インスリンで急激に血糖値を下げることも網膜の出血の原因になるのです。3章でも説明しますが、**血糖値コントロール**には〝**糖質制限食**〟が適しています。

進行した状態での手術

ドクターCheck!

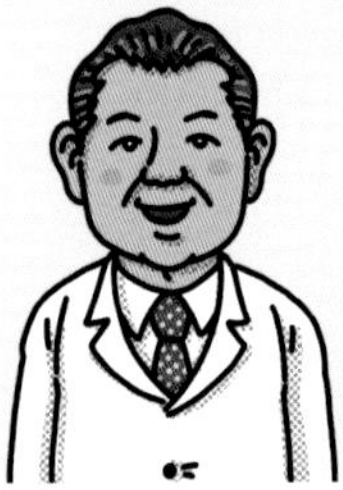

最先端設備と高度な技術による硝子体手術

広域観察システムなどを導入し、網膜の状況を観察しながら手術を行います。増殖膜をていねいに外して、はがれた網膜をもとに戻すには、とても繊細な動き、技術が求められます。

広域観察システム「BIOM」や「Resight」

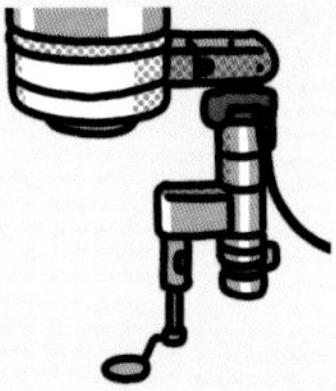

眼科医療の最先端をいくドイツでは多用されている。硝子体手術専用顕微鏡として稼働させている。

悪化すると網膜剥離を起こす高いレベルの硝子体手術を行う

非増殖性網膜炎の段階で、例えば**網膜黄斑浮腫を発症している場合は、新生血管が増えるのを抑えるために抗VEGF抗体の硝子体注射**をします。これは加齢黄斑変性（P80参照）でも採用している治療法です。

また、レーザー光凝固という治療法も有効です。**局所的な浮腫や、毛細血管からの漏出によって新生血管ができそうな無血野部分にレーザー光を当て、抑制**します。黄斑部に照射されると視力が出なくなる可能性があるので、照射部位と光の強度調整も含め、高い技術が必要です。

増殖性網膜炎に至った場合は、硝子体手術

糖尿病性網膜症が発覚して糖尿病に気づくことも多い

○ 自覚症状が現れにくい糖尿病の特性が悲劇を招く

糖尿病が発覚するケースとして健康診断がある。発覚が初期の段階であれば進行していることも少なくない。内科的治療のみならず、合併症が起こっている場合は、治療が多岐に、また長期にわたる。

○ 糖尿病性網膜症以外の合併症

糖尿病性腎症

初期は無症状のため気づきにくい。高血糖状態が続くと、腎臓の血管が損傷し、腎臓の機能が低下する。

糖尿病性神経症

高血糖状態が続いたことにより、神経周囲の血管が損傷し、自律神経障害や感覚・運動神経障害が起こる。

を行うしかありません。通常の硝子体手術より高いレベルの手術となります。当院では眼科医療の先進国・ドイツで使用されている**広域観察システムを導入し、網膜全体像を見ながら行います。網膜上に張った増殖膜をていねいに外し、はがれた網膜をもとに戻すという、微細な手術です。**日本では設備の価格、最先端手術法か旧式手術法かによって医療費が変わるわけではありません。どちらが有意義かはいうまでもないでしょう。

　繰り返しになりますが、糖尿病は初期の段階では発見されにくい病気です。糖尿病性網膜症を適切な時期に治療をするのはもちろんですが、これはほかの合併症においても同様なのです。

糖尿病の治療と併行する

○ 糖尿病性網膜症が悪化するケース

食後の高血糖値と
インスリン投与後の低血糖値の
差が大きい！

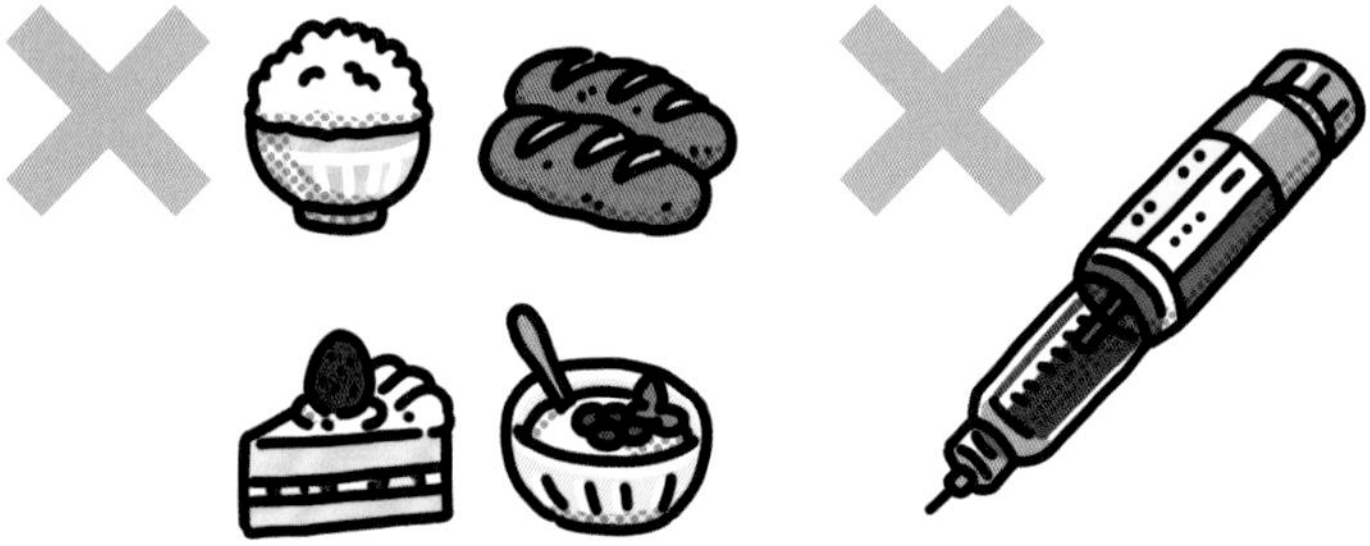

インスリン投与は悪影響もある
血糖値の上下幅を減らしたい

　先にも少し触れましたが、糖尿病性網膜症の治療を行う際、内科的治療のあり方に注意しなければなりません。糖尿病は膵臓の働きが低下してインスリンが十分に出ない状態のため、インスリンを注射して血糖値を下げる治療を行います。しかし、**急激に上がった血糖値を急激に下げる**（「血糖値スパイク」とも呼ばれる）**ことで、血管が傷つけられます**。このとき網膜の血管が破かれて出血することがあるのです。炎症反応が起きれば増殖膜が作りだされてしまいます。

　インスリンそのものにも同様の特性があります。これは糖尿病性網膜症の手術後も気を

糖質制限食が進行を遅らせ、予防になる

○ 糖質制限食

食事内容

ご飯、パン、麺といった主食、果物などをやめて、肉、魚、大豆食品、卵、乳製品、野菜など糖質の少ない食材を中心にする。

タイミング

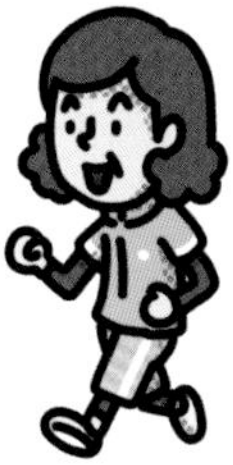

運動をするとき以外。運動時は筋力をつけるために糖質が必要。予防の場合は“糖質制限食ぎみ”の感覚で。

※目の病気全般の予防については3章で解説。

つけなければなりません。

血糖値コントロールで重要なのは、血糖値を上げないこと。血糖値を上げなければインスリンを増やす必要がありません。**血糖値を上げるのは糖質だけ**です。つまり、糖質制限食こそが糖尿病にも合併症にも、またこれらの予防にも最良の方法なのです。

糖質制限食については3章で詳しく解説します。気をつけたいのが**高血糖だけでなく、低血糖も避けなければならないこと。**糖質は体の大きなエネルギー源です。低血糖は肝臓の働きや筋肉量、脳の機能低下を招きます。食事内容はもちろん、運動との組み合わせなどで血糖値を正しくコントロールする方法を覚えましょう。

白内障や緑内障の合併

白内障の手術中に瞳孔縮瞳が起き、高度な手術技術を要する

水晶体の代謝異常により白内障が発症しやすい。白内障の治療は手術のみが有効だが、手術中に瞳孔縮瞳（瞳孔が縮小した状態）が起こりやすい。虹彩を障害しない手術技術が求められる。

眼圧が上昇することで新生血管緑内障になりやすい

新生血管が角膜と虹彩が出合う場所（隅角）に張ってくると眼圧が上昇する。これによって視神経が圧迫されて起こる病気を「新生血管緑内障」という。早期手術が求められる。

糖尿病の人は高確率で白内障や緑内障を発症

健康診断などで**糖尿病が発覚した場合は、必ず眼科的な検査をしなければなりません。**それは糖尿病性網膜症への対処のみならず、**白内障や緑内障などほかの病気が高確率で発症する**からです。

白内障の治療は手術のみが有効だと再三お伝えしてきましたが、糖尿病を患っている場合、手術の際に散瞳《さんどう》不良《ふりょう》と術中縮瞳《じゅっちゅうしゅくどう》という瞳孔が縮小した状態になります。これは術野が狭くなるということ。医師には**炎症を起こさないために虹彩を障害しないで手術を続けられる技術**が求められます。

また、緑内障は眼圧が高くなって視神経を

治療期間や治療費について

治療期間　糖尿病の予防も治療の一環として捉えるべき。糖尿病性網膜症の治療においては、合併症によっても治療期間が変わってくる。

入院　白内障手術は2泊3日、網膜剥離の手術は入院1週間に自宅療養の1週間、緑内障手術は状況による。

治療費　合併症の状況や入院期間によって変わる。

治療後　糖尿病の病状にも関係してくる。血糖値コントロールの継続が必要。

合併症の状況によっても変わる。

圧迫することが主な原因ですが、新生血管が隅角《ぐうかく》という角膜と虹彩が出合う場所に張ってくると眼圧が上昇します。これは糖尿病の合併症とされる目の病気でみられる症状です。**抗VEGF抗体の硝子体注射（P81参照）や硝子体手術や内視鏡下での毛様体光凝固などによって治療**します。繰り返しになりますが、最先端の設備と高い技術力がなければ、結果に大きな差が出ます。

　糖尿病性網膜症のみならず、発症した障害は逐一対処していくこと。根本は血糖値の改善です。目以外の合併症に対処していくことを考えても、目の病気はしっかり治療しておくべきです。**視機能を正常に維持することで、糖尿病の治療に前向きになれる**のではないでしょうか。

視力回復①

目の病気と視力との関係
視力矯正手術の全貌

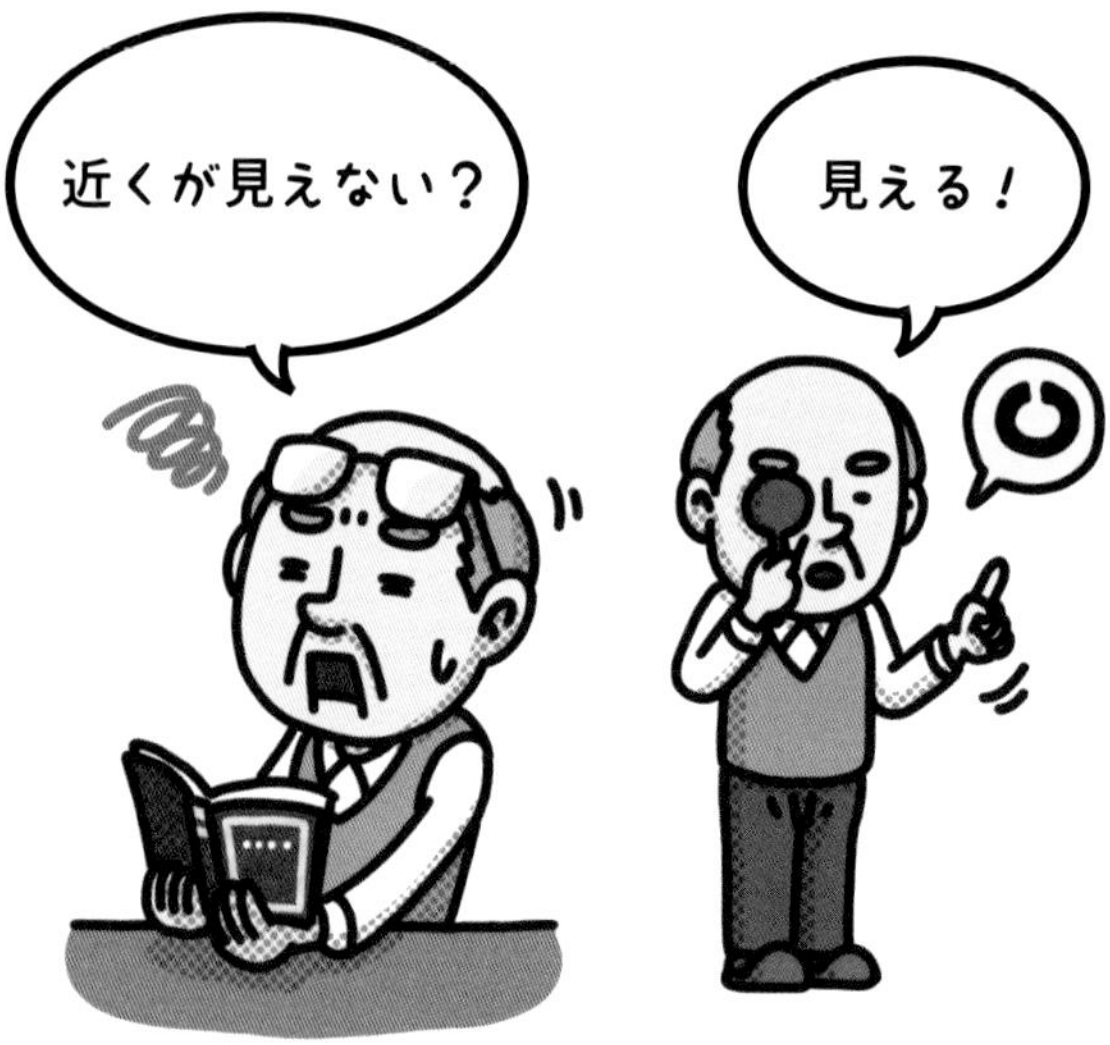

レーシック矯正とICL屈折矯正
手術する目的と条件が異なる

医療の発展は多くの人を救います。ところが、その発展が間違ったほうへ進むこともあります。レーシック矯正手術が広く周知された背景についてはお伝えしました（P66参照）。みなさんが目の病気についての知識を深めてきたところで、視力矯正手術について詳しく解説していきます。

レーシックは0・25ミクロンという世界での手術。しかも対象部分以外に障害が出ない

視力矯正で注意すること

ドクターCheck!

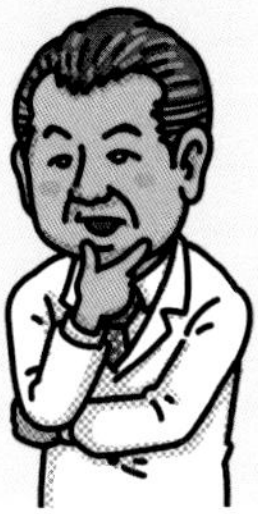

遠くが見えて、近くが見えない

目の調節力が落ちている、いわゆる老眼の人の場合、レーシック矯正手術で近くが見えにくくなるケースがあります。モノビジョン法という遠くも近くも見えるようになる手術方法で対処できます。

手術後に発症した病気の治療に支障

レーシック矯正手術の場合は、角膜を削る手術なので角膜に多少なりともゆがみが生じます。その状態で白内障や網膜剥離が発症した際、治療に支障が出るケースがあります。

近視、遠視、乱視の矯正とは別に、病気を発症した際のことも考えたい。

ようにしなければなりません。そのためには**最先端の設備が必要で、高額なために手術費用も当然高くなるもの。その設備を使いこなせるだけの技術力も不可欠です。**また、白内障や網膜剥離などの合併症を伴うこともある**ので病気全般、遠視との兼ね合いの知識もなければなりません。**さらに強度近視の場合はICL屈折矯正手術のほうが適しているなど、**治療法についての見聞も必要です。**

また**ICL屈折矯正手術で使用する有水晶体眼内レンズや、白内障の治療で使用する多焦点眼内レンズは開発と発展が著しく、生涯を裸眼で過ごせることを期待させる**ものです。医療機関や医師によって手術結果に格段の差が出る治療ですので、より知識を深めておきましょう。

近視、遠視、乱視を改善する レーシック矯正手術

レーシック矯正手術のメカニズム

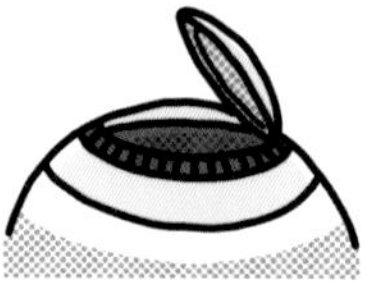

検査機器で目の形を正確に計測する。麻酔後、レーザーで角膜の表面を切開し、フラップ（ふた）を作る。

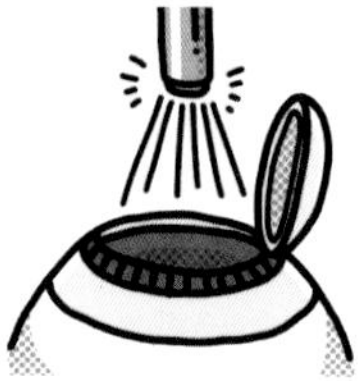

角膜実質（コラーゲン線維でできており、角膜の大部分を占める）にレーザーを照射し、屈折率を矯正。フラップを閉じて自然に吸着させる。

目の調節力や病気の検査が必須。強度近視には向いていない。

軽度の近視矯正に有効 合併症の懸念を考慮する

ある医療機関での問題事例を紹介します。レーシック矯正手術を受け、遠くはよく見えるようになりましたが、本やスマホなど近くのものが見えにくくなったケースです。この方は老視、つまり調節力が著しく低下している状態でした。調節力が落ちている場合、当院では「**モノビジョン法**」を活用します。これは一方の目に近視を残す手術。**網膜に集められた光が視神経を介して脳に伝達され、脳**

安全に視力を回復させるのに必要な要素

要素1　信頼できる医師

レーシック矯正手術は角膜を傷つけるため、合併症の可能性があることを説明してくれる。目の状態、病気の有無を検査したうえで手術する。当然、手術の高度な技術も必要。

要素2　最先端の設備

最先端の設備は高額だが、精度と安全性を高めるには欠かせない。レーザーの照射エネルギーが抑えられており、水晶体や網膜には障害をきたさない。

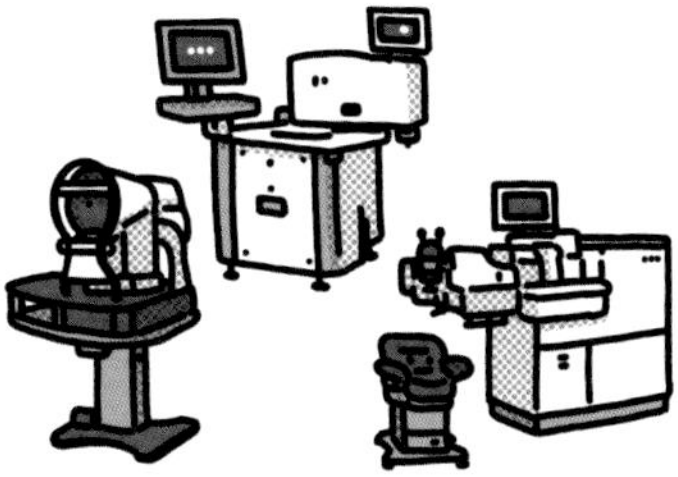

で情報が組み合わされて〝見える〟という結果を生み出すしくみを利用した方法なのです。脳の働きで遠くも近くも〝見える〟となるわけです。

手術内容は上記のとおりです。術後、角膜は自然に吸着し、回復も早いです。**適切な検査をしたうえで、最先端の設備と高度な技術があれば、ほかの部分に障害を起こすこともありません。**しかし、**強度近視の場合はＩＣＬ屈折矯正手術を推奨**しています。強度近視は網膜がうすくなっているのと、将来の白内障手術後の眼内レンズ度数計算のために、角膜を傷つけることは避けたいからです。

また、当院では**合併症の可能性と、その対処法**も説明し、信頼関係を築いたうえで手術します。もちろんすべて成功しています。

視力回復 ③

水晶体と虹彩の間にレンズ移植
ICL屈折矯正手術

レンズの交換も可能
強度近視でも裸眼で過ごせる

視力が低いとメガネやコンタクトレンズを装用します。特に強度近視はメガネでは矯正が不十分なため、コンタクトレンズに頼らざるをえません。**コンタクトレンズを装用していると角膜への酸素供給が不十分になります**から、さまざまな支障を起こします（P136参照）。また、涙の分泌が少ない人は、コンタクトレンズは向いていません。こうした**強度近視の人でも裸眼で生活できるようになるの**

ICL屈折矯正手術のメカニズム

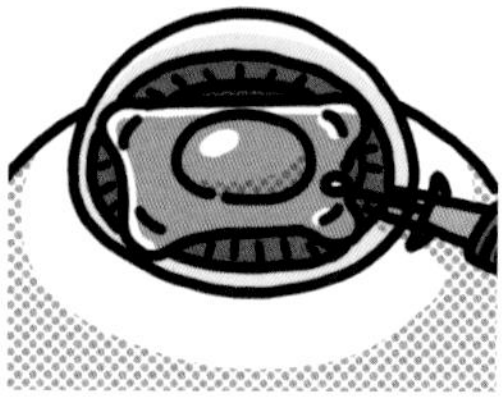

ダイヤモンドメスで角膜を3.2mm切開し、丸めた眼内レンズ（ICL）を挿入する。

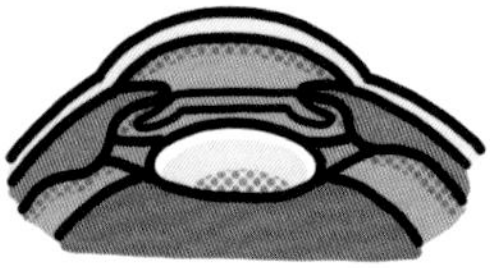

水晶体と虹彩との間でレンズの位置を微調整しながら移植させる。

ICL屈折矯正手術の視力回復以外のメリット

○ レンズを交換ができる

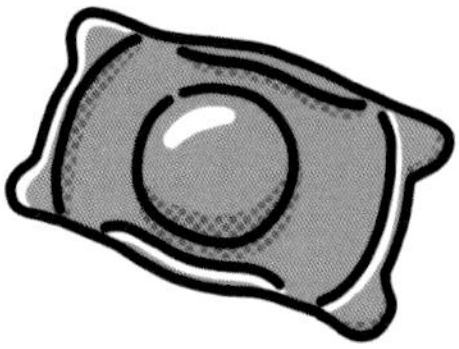

角膜を3.2mm切開して移植する手術のため、そのレンズを取り外してもとに戻すことも、度数を変えたレンズを入れ直すことも可能。

○ 合併症が起こりにくい

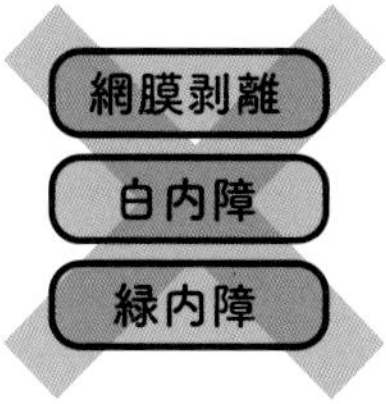

開発当初は白内障などの合併症を起こすこともあったが、改良により現在はほぼない。レンズを取り外せるので、ほかの手術を行う場合も支障が出ない。

が、**ＩＣＬ屈折矯正手術**なのです。

　これは有水晶体眼内レンズを移植するもので、後房という水晶体と虹彩の間に移植することから後房型有水晶体眼内レンズ（ＩＣＬ＝Implantable Collamer Lens）と呼ばれます。角膜を３・２㎜切開するだけで移植できるため、**強度近視で網膜がうすくなった状態でも心配なく、ほかの部分への障害もほぼ起こりません**。また、**レンズを取り外してもとに戻すことも、度数を変えたレンズを再度移植することも可能**なのです。

　このレンズは生体適合性の高い特殊な素材のため異物として認識されにくく、メンテナンスも少なく、長期間、透明な状態を維持できることも特徴です。

視力回復 ④

白内障手術で使用される多焦点眼内レンズ

単焦点と多焦点のレンズの違い

単焦点眼内レンズ

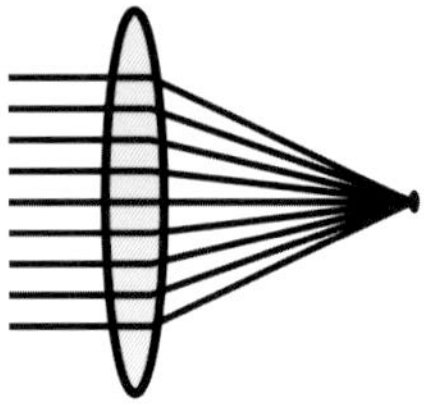

焦点の合う距離がひとつのレンズ。近視または遠視のどちらかだけに対応。健康保険の適用がある。

多焦点眼内レンズ

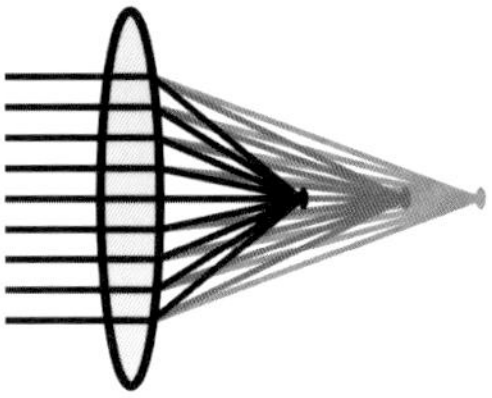

焦点が数か所あり、近く、中間、遠くも見えるようになる。老視も治せ、レンズによっては乱視にも対応。自費手術となる。

白内障も老視も同時に治せるレンズの効力は医師の腕も影響

水晶体の濁った細胞とタンパク質組織を取り出し、眼内レンズを入れるのが白内障の手術です。手術で重要なのは大きく3つ。**水晶体の濁りを確実に取り除くこと。網膜など水晶体以外の状態を確認しておくこと。適切な眼内レンズを選ぶこと**です。適切なレンズを選ぶには、先のふたつが満たされていなければなりません。不十分だとレンズを入れたにもかかわらず、視力が出ないどころか、逆に

眼内レンズ移植の流れ

1. **点眼剤で局所麻酔をかける。** ※点眼麻酔手術は筆者が世界初。
2. **角膜を小さく切開し、水晶体の前嚢に窓を作る。**
3. **超音波で核を粉砕して取り去る。皮質も吸引し、後嚢をみがいてきれいな嚢のみを残す。**
4. **嚢の中を特殊な粘弾性物質で満たして眼内レンズを挿入し、安定させる。**
5. **術後、傷は眼圧で自然に閉じる。** ※自己閉鎖創は筆者の発明。

落ちてしまうこともありえるのです。何度もしつこいようですが、医療機関選びは慎重にしていただきたいです。

単焦点眼内レンズは、焦点がひとつだけ合うもので、メガネと併用してほかの距離も見えるようにします。健康保険が適用されます。

以前はこのレンズが主流でしたが、近年、焦点が数か所に合う多焦点眼内レンズの発達により、**近く、中間、遠くのすべてを裸眼で見えるようになりました。近視や遠視、老視、乱視の矯正にも対応している**わけです。レンズの種類もさまざまで、例えば乱視がある場合でも近視と遠視に対応し、反対方向のカーブの乱視矯正レンズ移植で乱視を中和して治せます。乱視軸合わせは芸術的精度が求められ、それは技術があってこそ高められるのです。

視力回復⑤

保険適用があるか、ないか　視力矯正や眼内レンズの費用

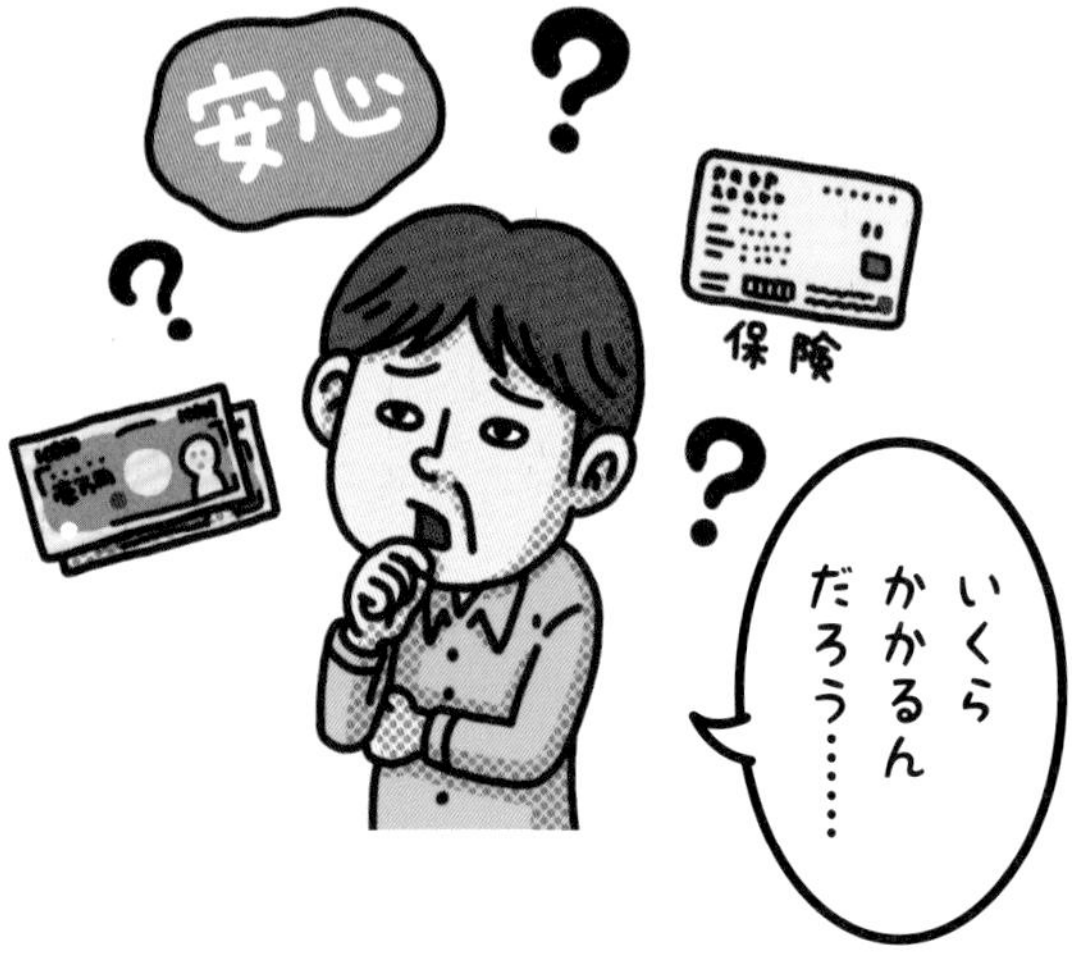

手術内容と費用についてしっかり説明を受けておこう

　視力回復には、医療の幅広い知識と、高い技術、豊富な経験、最先端の設備が必要であることは、もう十分に理解されたことでしょう。ちなみにですがコンタクトレンズは医療材料ですので、目の病気の有無や目の状態を適切に検査して作るべきです。費用だけで治療を選択するのは無謀なことだと、再認識してください。

　先にも述べましたが、日本の医療保険制度

視力矯正手術の費用の目安

レーシック矯正手術	片眼：22万円。両眼（同時）：38万円。 ※現在、屈折矯正手術はほぼICLでの矯正で、50歳以上では多焦点眼内レンズ移植術を行う。
ICL屈折矯正手術	片眼：乱視矯正なし38万円、乱視矯正40万円。両眼：乱視矯正なし76万円、片眼のみ乱視矯正78万円、両眼乱視矯正80万円。
白内障の手術	単焦点眼内レンズ：保険適用の3割負担で約5万円、1割負担で1万9,000円。※優位眼を遠方視に合わせて、非優位眼を近方視に合わせたモノビジョン法の場合。 多焦点眼内レンズ：保険適用なし。片眼：乱視矯正なし79万円、乱視矯正99万円。両眼：乱視矯正なし158万円、片眼のみ乱視矯正178万円、両眼乱視矯正198万円。※連続焦点+近方を強調した最新の全距離対応型焦点レンズ

注意：深作眼科の手術代金です。今後変更になる場合もあります。入院費用は別途かかります。診療報酬改定により保険負担額は変動します。受診する医療機関にご確認ください。

は保障が充実しています。海外には医療保険制度はあっても自分で医療機関を選べない国もあります。その点日本では、**自分で最先端の医療機関を選ぶことができ、治療費はほかと同じ**なのですから安心ですよね。それでも治療によっては高額になるものもあります。その費用をどう受け止めるかは、人それぞれでしょう。**大切なのは視力矯正手術をする前に、医療機関でしっかり説明を受けておくこと**です。当院では定期的に説明会を開き、参加希望者を受けつけています。費用のみならず、治療期間や手術の時間、通院か入院かなど、事前に確認しておくべきことがあります。

　生涯を裸眼で生活していくために、**医療機関や医師と信頼関係を築き、安心して治療を受けるように**してください。

間違った医療情報と最先端医療の常識❸

「網膜剥離」編

間違い:治療しても視力は回復しない
新常識:小切開硝子体手術で視力が回復する

近視の進行や白内障、緑内障、加齢黄斑変性、糖尿病性網膜症など、あらゆる病気が進行した結果、網膜剥離を引き起こすことが多々あります。特に50歳以降に発症する人が増えており、硝子体線維が動きやすい状態になっているのが原因で、癒着する網膜が引っ張られ、破けてはがれてしまうのです。64ページでも解説しましたが、かつて網膜剥離は手術してももとの状態に戻らないといわれており、“バックリング法”と呼ばれる、網膜を引っ張っている硝子体線維の緊張をゆるめるだけの手術が行われていました。障害の原因である硝子体線維は残ったままなので、視力を落とす濁りが残り、網膜剥離再発もあります。これが“治療しても視力は回復しない”という風評を広めたひとつの原因だったと考えられます。

小切開の近代的な硝子体手術を行えば、網膜剥離を完全に治せます。視力も回復します。当院では網膜広角観察システムBIOMやResightという網膜全体を観察した顕微鏡手術を行い、網膜剥離を起こしている原因の硝子体線維を切り、吸引除去します。空気やガスで安定するまで網膜を復位します。根本治療ですので再発もありません。網膜剥離は一刻を争うともいわれます。そのため旧式の手術(不適切な手術)を疑うこともなく医師にゆだねるという残念な実情もあります。この悲劇を避けるには、患者さんがある程度の正しい医学治療の知識を持っておくことが重要なのです。

3章

目の健康維持はセルフケア

早期発見にもつながる予防法

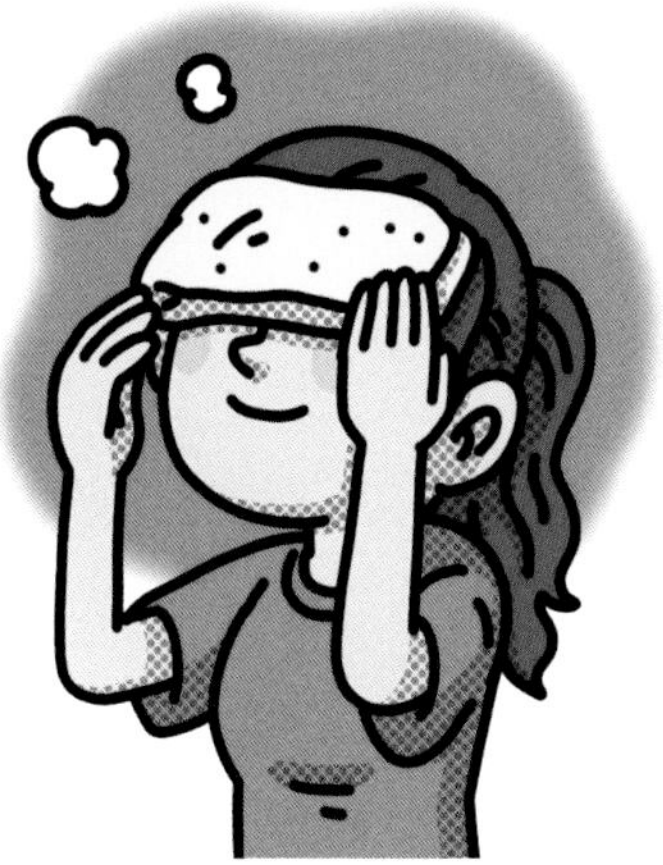

目の病気の有効な治療は最高水準の手術。
病状の進行を遅らせる薬もあるが、
最も効く薬は自分自身による日常での予防対策である。

セルフケア①

食生活が関係する？ 目のために摂取したい食べ物

網膜の細胞を守るために不足しがちな成分を補給する

目を休め、目を守るためには食事からの成分の摂取も有効です。ものを見るために重要な組織である網膜。**その黄斑部にはゼアキサンチン、周辺にはルテインというカロテノイドの一種が多くあり、視細胞の活性酸素を消去するために働いています。**また、黄色の色素成分であるため**ブルーライトを吸収する役割**も担っています。これらは加齢とともに減少する特性があり、食べ物から摂取することが求められま

緑黄色野菜で網膜を守る！

ルテイン

カロテノイドと呼ばれる天然色素の一種。ブロッコリーやほうれんそう、小松菜、アボカド、モロヘイヤなどに豊富に含まれる。

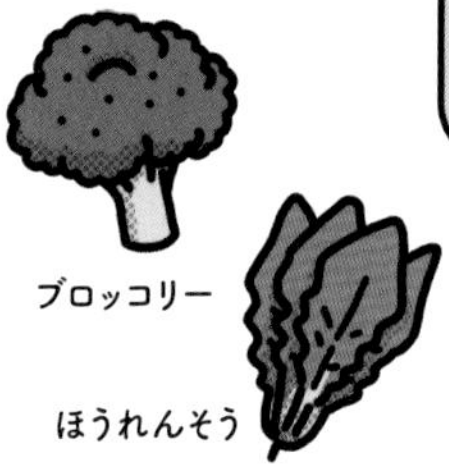
ブロッコリー
ほうれんそう

ゼアキサンチン

ルテインとともに抗酸化作用を持つ。パプリカやとうもろこし、かぼちゃ、クコの実などに豊富に含まれる。

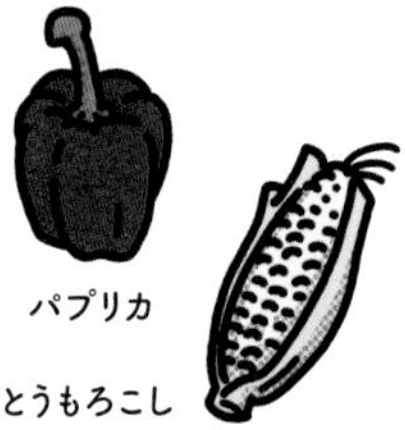
パプリカ
とうもろこし

魚介類で視細胞と血流を活性化！

アスタキサンチン

抗酸化作用あり、人体全般の細胞を守る役割。鮭やいくら、えび（特に桜えび）、かになどに豊富に含まれる赤い色素。

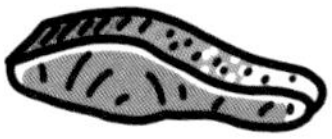

鮭

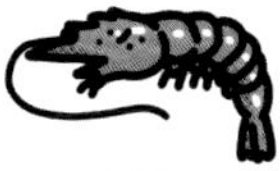

えび

DHA、EPA

網膜の視細胞を守るほか、血液をきれいにする作用がある。魚（特に青魚）やマグロの刺身などに豊富に含まれる。

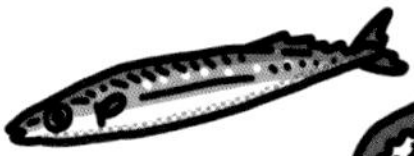

青魚

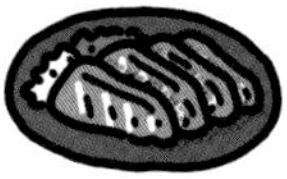

マグロの刺身（脂身）

油はオメガ3

目の保護にはある程度の脂質が必要。血管を丈夫にするα-リノレン酸は不足しがちなので、これを含むアマニ油で摂取することも有効。

す。共通して多く含まれるのが緑黄色野菜です。ルテインとゼアキサンチンを含むサプリメントも出ており有効ですが、**緑黄色野菜からの摂取のほうが吸収率は高い**といわれています。

オメガ3とも呼ばれる**DHAやEPAという脂質にも抗酸化作用があり、網膜の視細胞を守る**ことがわかっています。青魚に多く含まれていることも知られています。また食事からの摂取が難しい人には専用の薬を処方してもらうこともおすすめで、健康保険の適用のある薬剤もあります。

日々の食生活に目によいとされる食物をとり入れることは自然な健康法でしょう。サプリメントを活用することも有効ですが、その中には副作用があるものもあるので、活用、選択には慎重を期したいものです。

セルフケア②

糖尿病などの成人病予防に糖質制限食のすすめ

主食を減らすことで糖質カット 継続できる食事方法を取り入れたい

血糖値を上昇させるのは食べ物から摂取する糖質だけ！

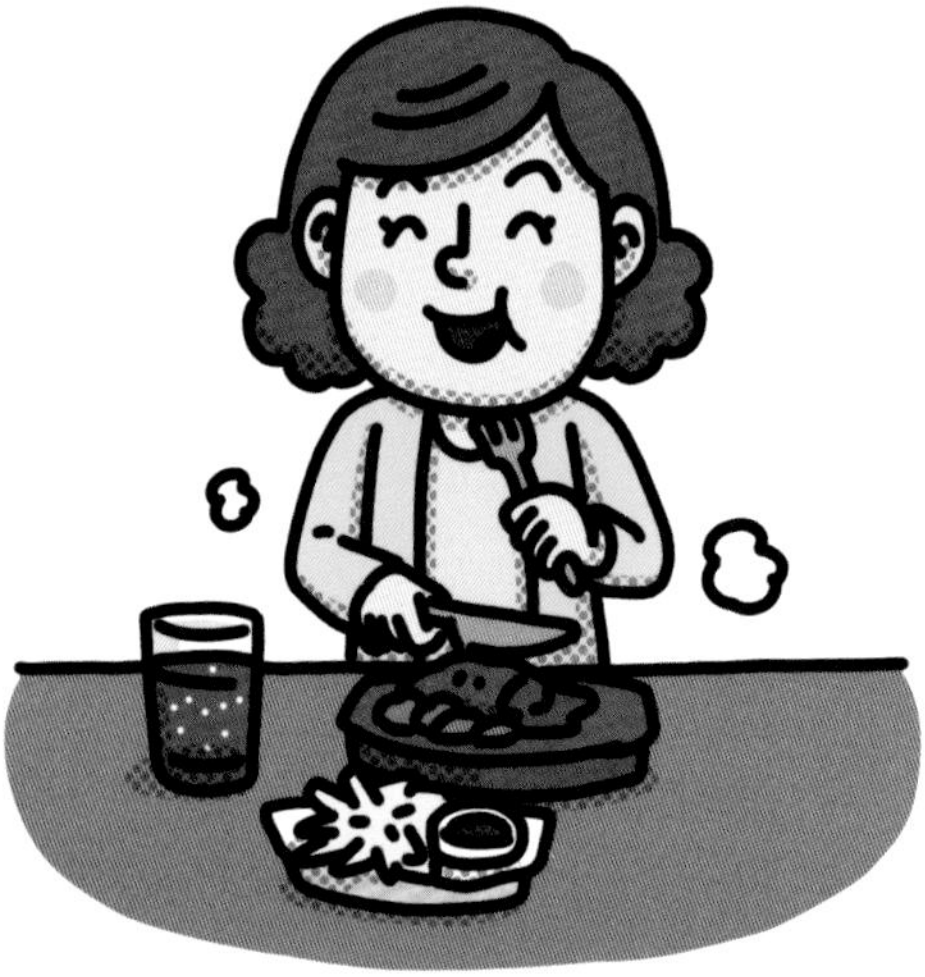

糖尿病性網膜症は、血糖値の急激な上下動によって血管を傷つけるのが大きな原因です。**血糖値を下げるという観点よりも、血糖値を上げすぎないと考えたい**です。それをかなえるのが〝**糖質制限食**〟なのです。これは自らが糖尿病であるバーンスタイン医師が開発した食事法です。現在はアメリカ糖尿病学会が糖尿病治療として推奨しています。

食事制限には〝がまん〟がつきものですが、

血糖値の急激な変動を避けるための食事

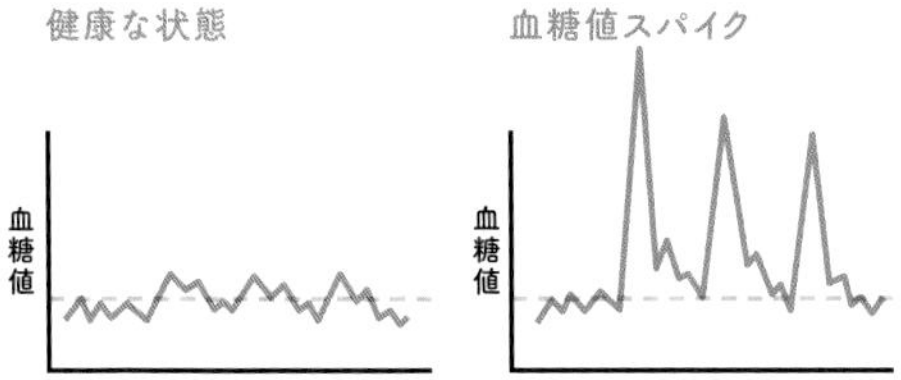

○ 血糖値スパイク

食後に血糖値の急上昇と急降下を起こすこと。血管がダメージを受け、血流が阻害されて人体のあらゆる部分が障害を起こす。

血糖値を高めすぎない食事＝糖質制限食

厚生労働省は「日本人の食事摂取基準」を策定し、定期的に内容を改めている。2020年度版（最新）に糖質の摂取量は記載されておらず、糖質制限食について定義されるものはない。世界の臨床現場では糖質制限食が糖尿病に劇的に効くことが認められており、日本でも関心が高まっている。

継続できる程度のがまんが理想。糖質制限食では主食を減らす（または抜く）ことが第一です。そうすればほかの食べ物を極端に気にする必要はありません。糖質オフの食品を使えばさらにハードルは下がるでしょう。**糖尿病を患っている人は、糖質制限を強く意識、そうでない人は精神的につらくならないように〝糖質制限食ぎみ〟の食事にすると捉えるのもよい**のではないでしょうか。

とはいえ、糖尿病に限らず健康を保つには糖質制限は必要。**糖質の過剰摂取によりインスリンが血糖を脂肪に変え、脂肪沈着肥満になるからです**。肥満が病気の大敵であることはいうまでもありません。またインスリン投与では、低血糖になることもあるので問題なのです。

糖質制限食の目安

糖質量

朝6g、昼12g、夜12g

血糖値を上げないためには、朝食で炭水化物の摂取を抑えることが有効。朝食抜きで一日二食にすることも検討したい。

適した食事内容

野菜、タンパク質中心で脂質も必要

緑黄色野菜（P118参照）を意識しながら、タンパク質や脂質といったエネルギー源は確保する。

避けたい食べ物

主食、果物は要注意

米やパン、麺は糖質が多く含まれるため避けたい。果物は栄養豊富だが、果糖も血糖値上昇に関与するので控えたい。

糖質制限しながら低血糖も防ぐ
タンパク質、脂質、食物繊維も重要

糖尿病性網膜症を発症している場合、糖質制限食は悪化を防ぐのにとても有効です。もとになっているのは自身がI型糖尿病であるアメリカのバーンスタイン医師が提唱した内容。この医師は朝食は吸収が遅い糖質を6gに、昼食と夕食は12gで一日30gを目安にすることを指導しています。

必須アミノ酸や脂肪酸が健康維持に重要であることから**タンパク質や良質な脂質を中心に摂取する**のが理想です。炭水化物は糖質と繊維質が合わさったものなので、むしろ炭水化物の成分である**食物繊維は積極的に摂取したい**です。また、果物は各種ビタミン類やミ

体調管理にはある程度の糖質が必要

○ 膵臓の機能を刺激する

血糖値を安定させる役割のある臓器。血糖値を下げるインスリンは、糖質（ブドウ糖に分解される）により分泌される。

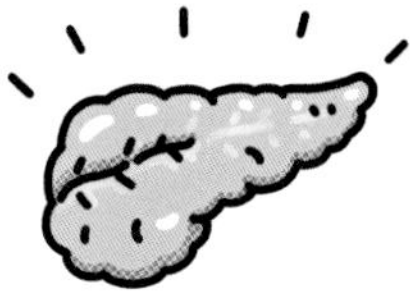

○ 筋力低下を防ぐ

糖質はタンパク質を取り込んで筋肉を作るエネルギーでもある。運動するタイミングで糖質を摂取し、筋力の低下を防ぎたい。健康対策には軽い運動が有効。

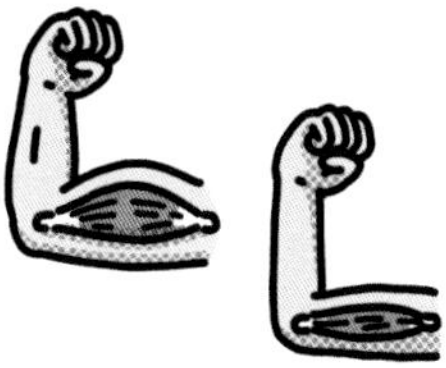

糖尿病の人は糖質制限食への意識を強くし、予防目的の人は“糖質制限食ぎみ”の捉え方で！

ネラル、食物繊維などが豊富な食べ物ですが、果糖が血糖値を急速に上げるため控えたい食べ物です。

　ところでみなさんは一日何食でしょうか？三食というのは人類史においては比較的最近の食生活で、二食、一食だった時代も長くあります。食生活はなにを視点にするかで考え方は違ってきますが、**糖質制限食の観点からすると、朝食などを抜いた二食にすることもひとつの方法**です。

　また、糖質はタンパク質を取り込んで筋肉のエネルギーにもなります。糖質制限によって筋力や、インスリン分泌に働く膵臓の機能が低下しないように注意が必要。**糖質を摂取するタイミングで運動をすると**、これらのデメリットを避けられるでしょう。

セルフケア③

血糖値の安定と整腸のために食物繊維を積極的に摂る

目と腸は密接に関係している
おかずから食物繊維を摂取したい

糖質摂取量を抑え 血糖値の変動を抑制する!

不溶性食物繊維

満腹感が持続されて食欲抑制とつながり、糖質の摂取量が減る。しいたけなどのきのこ類、ごぼうなどの根菜に多く含まれる。

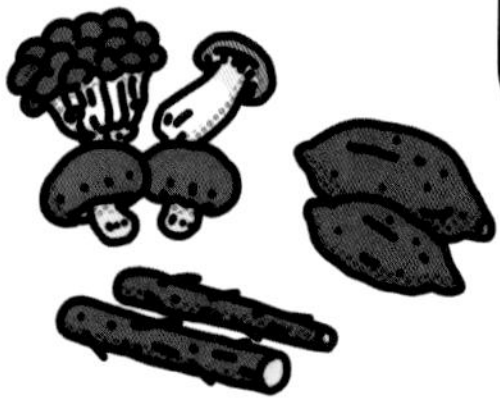

水溶性食物繊維

ブドウ糖が腸から吸収されるのを阻害し、急激な血糖値の上下動を防ぐ。海藻類やオクラ、やまいもなどに多く含まれる。

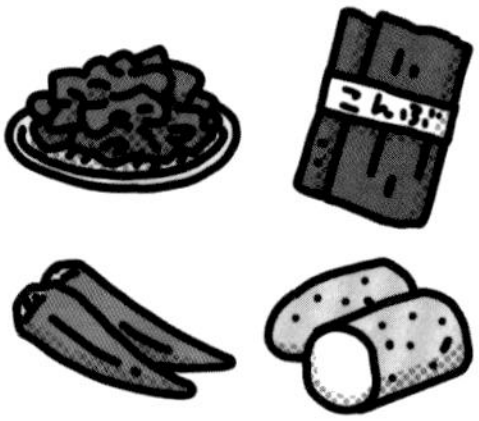

糖質を多く含む食べ物を摂らないことが、血糖値の上昇を防ぐ最もシンプルな対策です。これに加えてさらに効率的に結果を得る方法があります。それが**食物繊維を摂取すること**。**整腸作用や血中コレステロール濃度を低下させる**などで注目されている成分です。これらの作用により心筋梗塞や脳卒中、大腸がんなどの発症リスクを低下させる研究報告もあり、また、**血糖値上昇を抑制する働きがあることか**

腸の活性化が血流を促す

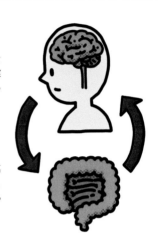

○ 腸と脳が全身をつなぐ

腸内環境が整うことで、血液循環がよくなり脳が活性化。そのほかの臓器や組織も健全に保たれる。脳は目と密接な関係であることから、腸は目にも関与しているといえる。

○ 腸内環境が整うと眼精疲労にも効果的

腸内の善玉菌はビタミンB群の吸収を高める。ビタミンBは緑黄色野菜や魚介類、豚肉、きのこ類、海藻など、目の健康を守る食材に多く含まれている。

ら糖尿病の予防効果も期待されています。

食物繊維は不溶性と水溶性があり、前者は水分を吸収してふくらむ作用があり、満腹感を持続させるため食欲抑制につながります。**水溶性食物繊維には糖質が分解されたブドウ糖が腸で吸収されるのを穏やかにする作用があり、食後の急激な血糖値上昇を防ぎます。**さらに腸内環境が整うことで血流がよくなり、脳をはじめ全身の機能が活性化します。

糖質制限食に食物繊維の摂取を組み合わせて相乗効果を求めたいのですが、食物繊維は普段の食事で不足しがちです。米や小麦粉などの穀物に多く含まれていますが、糖質制限の観点からは、**きのこ類、根菜、海藻類などのおかずで積極的に摂取するほうがよいで**しょう。

セルフケア④

目を休めるために遠方を習慣的に見る

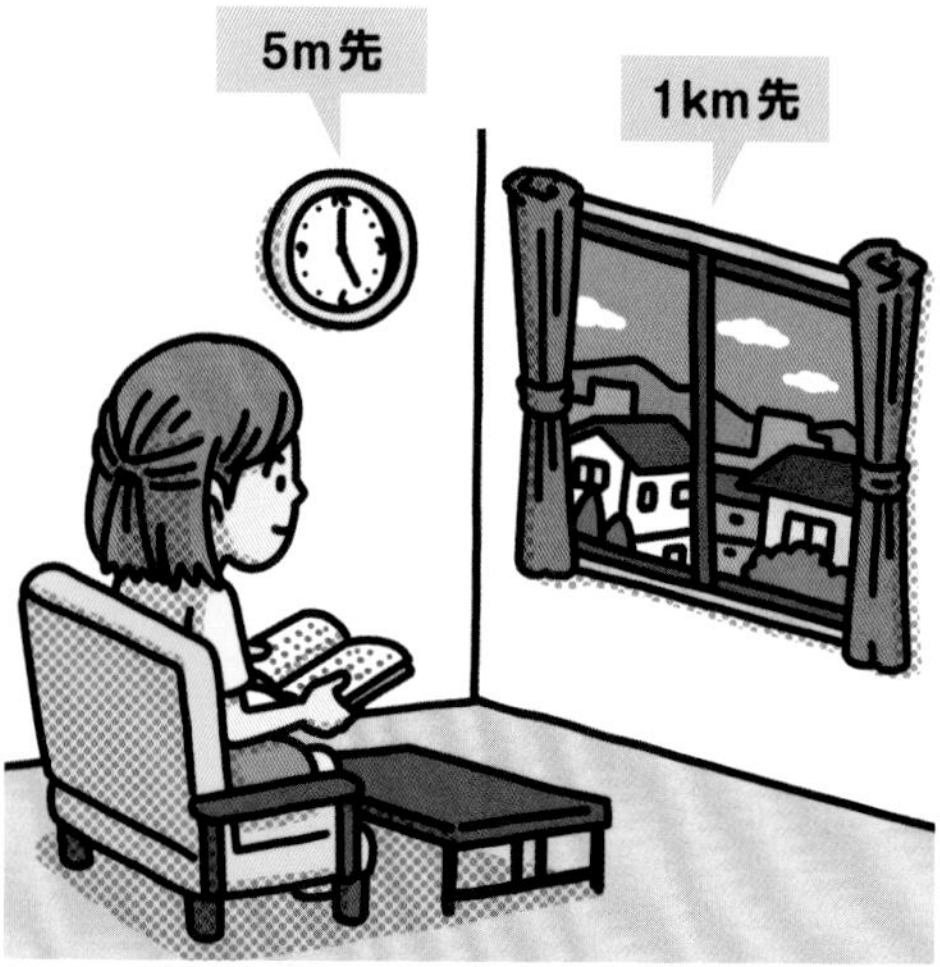

遠くを見て目を休める！

毛様体筋の緊張をほぐすポイントは〝ぼんやり〟見ること

パソコンやスマホなどの使用で、仕事でも私生活でも近くを見る時間が長くなっています。**近くを見るときは毛様体筋が緊張している状態が続き、眼精疲労を招きます。**すると**焦点を合わせる調節力も低下し、視力低下だけでなく緑内障などの病気の要因にもなりかねません。**目を休ませることは、視機能を維持するためにとても重要。最も簡単な方法が遠くを見て毛様体筋をゆるめることです。

遠くを見ることで目が休まる効果

1km以上先

毛様体筋をゆるめ、焦点を合わせる調節力の低下も防ぐ。見るものはなんでもよいが、1km以上先をぼんやり眺めること。

5m以上先

毛様体筋をリラックスさせるだけでなく、ブルーライトの刺激を制限することになる。頻繁に近くから目を離すようにすること。

毛様体筋の緊張をゆるめる
→光の屈折力を調節

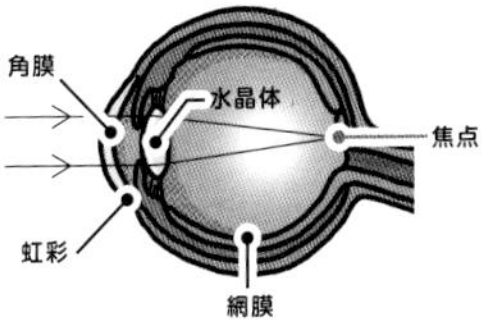

角膜や水晶体で光が屈折され、網膜で焦点を結ぶ状態が正視。屈折異常や調節力の低下を促進させないよう、遠くを見ることを習慣にしよう。

海や山といった自然を見ることは、心のリラックスにもつながりますね。ただ日常生活でそのような光景が身近にあるわけでもないでしょう。**遠くを見るのであれば、なにを見るかは問いません。1km以上先をぼんやり眺めることが重要**であり、その景色がビルや住宅であっても効果があります。

　またパソコンやスマホから目を離し、室内にあるなにか（5m以上先）を見るだけでも目を休められます。これは毛様体筋をリラックスさせるだけでなく、**ブルーライトから網膜を守る**ことにもなります。**壁時計やカレンダーなどを見れば、目を使っている時間を意識できる**でしょう。

　日々のちょっとした〝ぼんやり〟感覚が目を休ませ、守ってくれます。

セルフケア⑤

目の周囲から血流改善 疲れ目にホットタオル

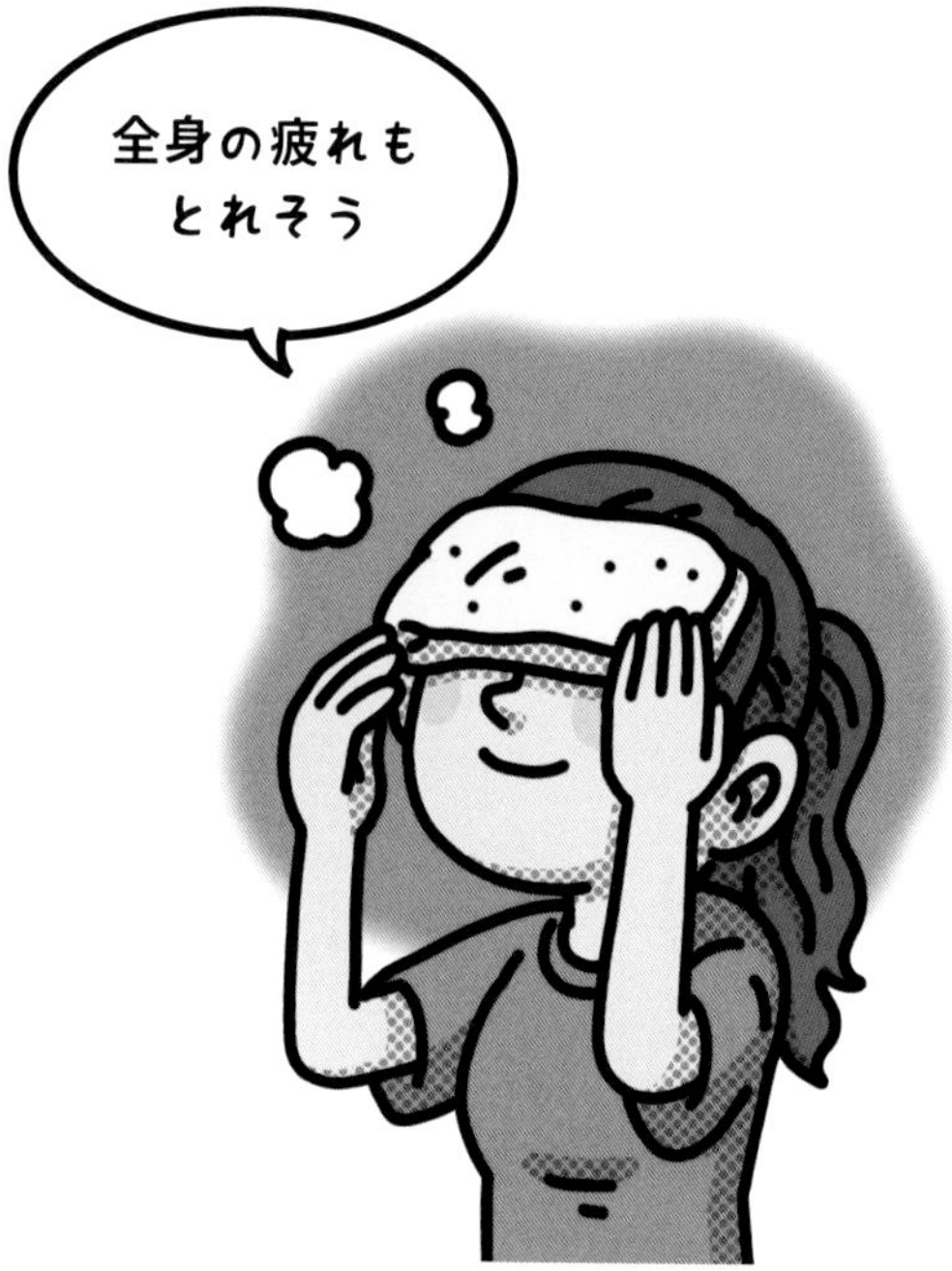

5分間のメンテナンスが 血行を促し、心身をいたわる

眼精疲労が解消されない場合、なにか目に病気が発症していることがおおいにあります。眼精疲労は文字どおり目の使いすぎによる疲れで、**場合によっては精神的な要因も関与**しています。まずは目の疲れをとることが先決。短時間でも目を閉じて休めることが有効ですが、余裕があればホットタオルを目に当てて血流を促すことも試していただきたいです。**5分ほどで十分です**。

目が疲れやすいときは どこかに異常発生

白内障が進行

白内障で見えにくい状態になっているため、無意識に焦点をより調節しようとしており、慢性的な眼精疲労ともなる。

老視になっている

眼精疲労は目の老化を促進させる。焦点を合わせる調節力が低下したことで起こる老視もその一例。老視がさらに疲労を招く。

緑内障が進行

視野が狭くなるまで気づきにくい緑内障。初期の症状として眼精疲労が挙げられる。早期発見のきっかけにしたい。

眼精疲労は目の障害だけでなく、体調にも関わる。生活に支障をきたす前に原因を突き止めるべき！

目の病気で血流が阻害されていることが障害を起こす要因であることを再三お伝えしました。これは目に限ったことではなく、血液は酸素と栄養を届ける役割があり、血流が阻害されると異常が生じて当然です。**お湯につけて絞ったホットタオルは、適度な温度と重みで目の周囲の血流を促します。**同様の効果のあるアイマスクも流通しており、場所を選ばずに活用できるので便利ですね。血液は全身を循環しているため、**目の周りの血流が促されることで、全身のリラックス効果も得られます。**目がすっきりすると脳まですっきりした感覚になるのはこのためでしょう。

それでも疲れがとれない場合は、病気がひそんでいる可能性が高いので、一時的なことだと放置せず、医療機関を受診してください。

セルフケア⑥

眼球を圧迫させない顔ツボ＆頭皮マッサージ

〔目の周りのツボ〕

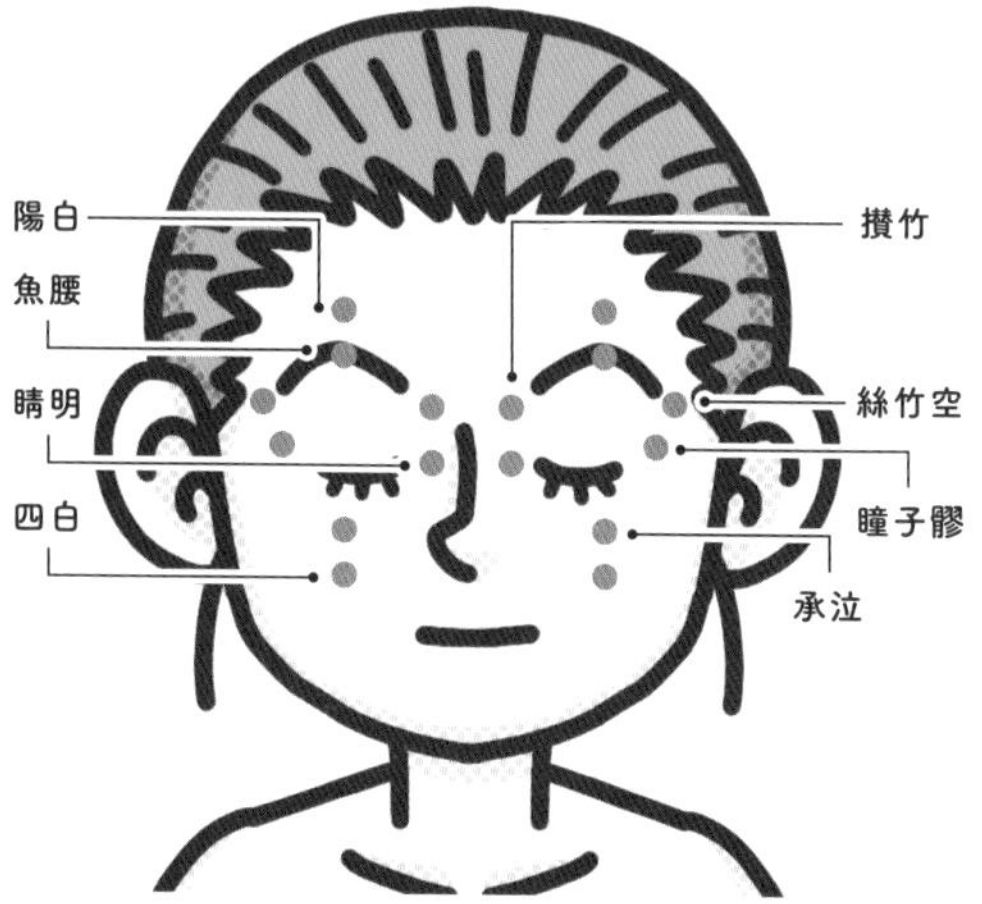

アプローチは目の周囲のみ！筋肉をゆるめてリラックス

目の健康管理で絶対にやってはいけないのは、眼球に圧をかけることです。巷には**眼球体操というものもあるようですが、これは硝子体線維にストレスをかけ、網膜裂孔や剥離の障害を招くもので逆効果。**改めてお伝えしますが、目はむき出しの臓器です。**まぶたの上からでも圧をかけるようなことはもってのほかです。**先述のホットタオルは、眼球にストレスをかけないケア方法で、特に目の周囲

〔頭や肩、首のツボ〕

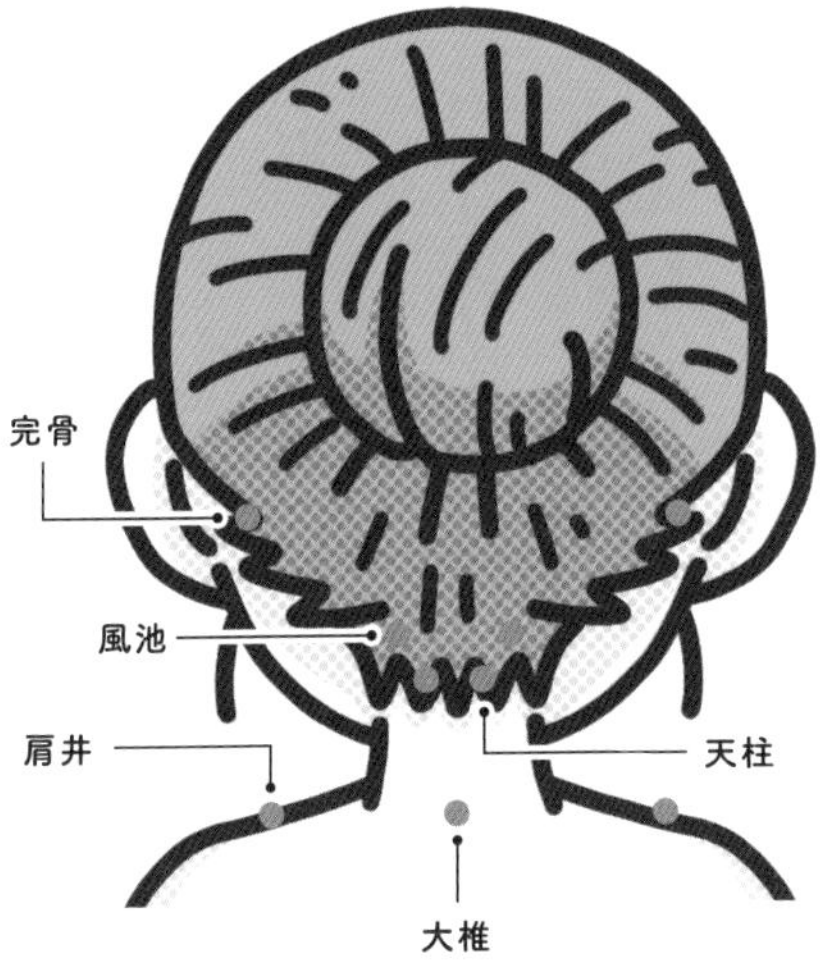

注意 1
眼球を絶対に押さないこと！

注意 2
指の腹で軽く押すこと！

注意 3
1回数秒で押しすぎない！

に働きかけています。これと同様なのが目の周囲にあるツボへの刺激です。

ツボ押しは東洋医学にもとづくもの。当院でも漢方薬など、必要に応じて東洋医学を治療に取り入れています。ツボは臓器と関連していますが、**こわばった筋肉をゆるめ、血流を促すという効果だけを見ても有効なケア**だといえます。特に顔にはたくさんのツボがあります。上記イラストは目の周りだけのツボを記していますが、この部分を軽く指圧すると筋肉のこわばりがなくなり、目がリラックスします。また頭や首のツボも同様に血行を促し、手足のツボも有効。先述の**遠くを見るという目の休息に合わせて行ってはいかがでしょうか**。目をいたわることは体全体の疲労解消につながります。

セルフケア⑦

疲れを癒やし、血行を促す入浴とマッサージ

体、目、心を同時ケア
保湿で目の周囲の皮膚炎も防ぐ

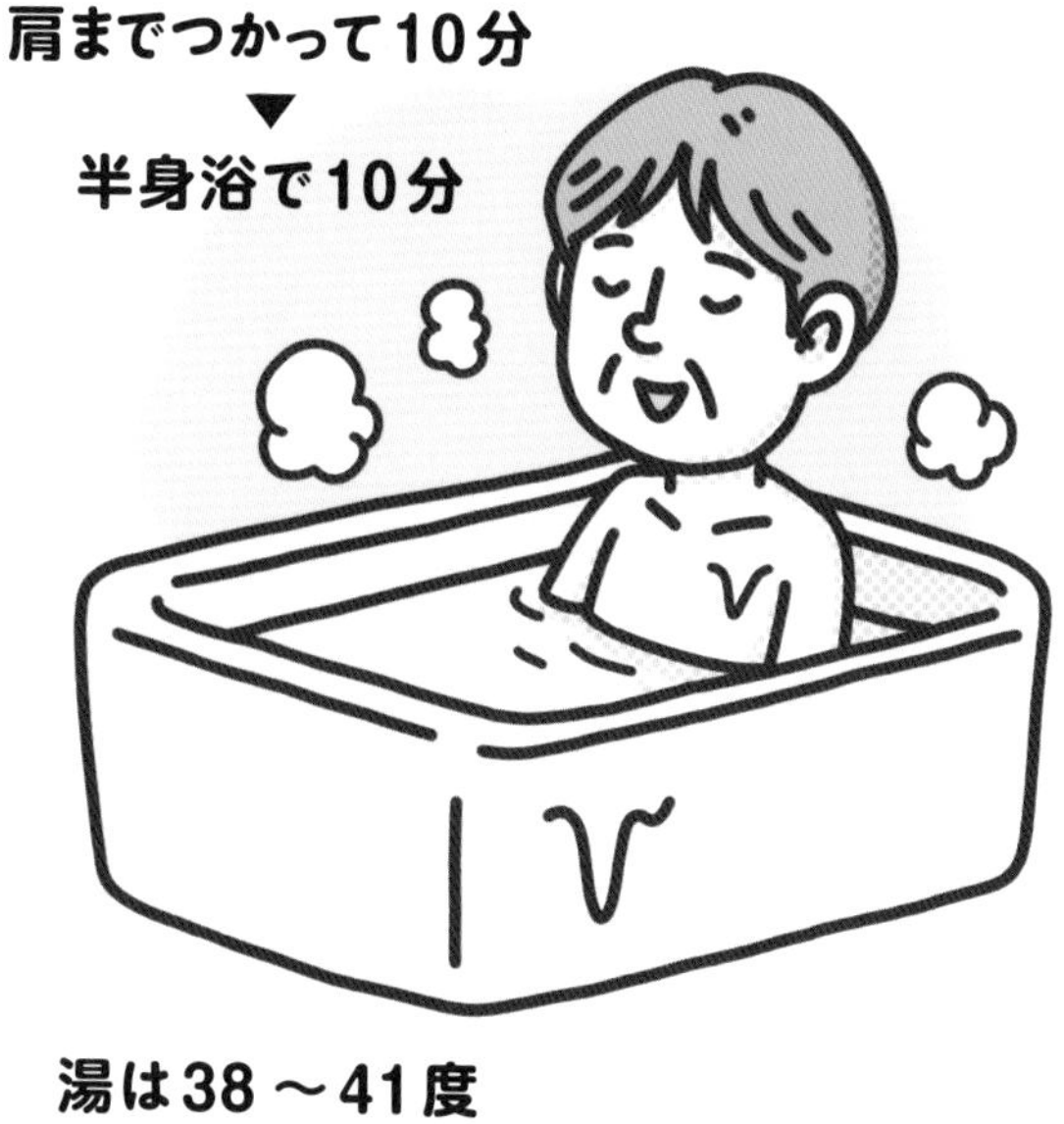
肩までつかって10分
▼
半身浴で10分
湯は38～41度

ホットタオルやツボ押し、また首を前後・左右に動かすストレッチを入浴時に行ってもよいでしょう。まずは湯船に肩までつかり、その後**半身浴で全身の血行を促します**。入浴後に深部体温が下がって副交感神経がよくなる効果もあり、質の高い睡眠を導きます。

頭や肩のツボ押しをする際、シャワーの水圧も活用できます。ただし、**シャワーを眼球に直接当てることは禁物**。眼球にストレスがか

体や髪の毛を洗いながら血行促進

○ 髪の毛を洗いながら頭皮マッサージ

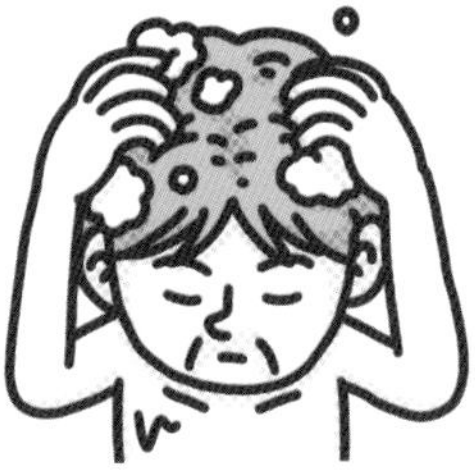

頭皮を指圧で刺激して血行を促す。力を入れすぎないように。

○ シャワーで首と肩をマッサージ

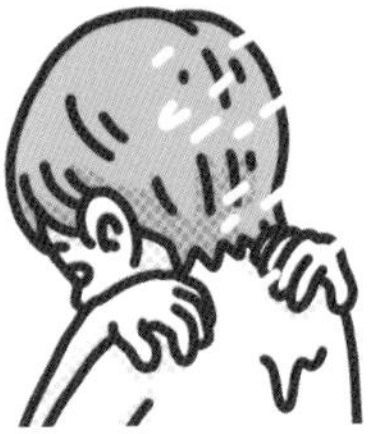

洗い流す際にシャワーの水圧と指圧で首と肩の強張りをほぐす。

⚠ シャワーを直接眼球に当てないように！

かるだけです。目の汚れは涙で洗い流すのが、人体に備わった本来の機能です。

　また、アレルギーやアトピー性皮膚炎がある人には、オリーブオイル配合の石鹸の使用や、アルガンオイルやオリーブオイルを皮膚になじませることをおすすめします。皮膚の保護機能が低下している場合、まぶたの**皮膚炎や角結膜炎を起こすことがある**からです。かゆみで習慣的に目をこすると水晶体や網膜を傷つけ、白内障や網膜剥離などの病気を招くこともあります。入浴後の保湿も有効です。

　なお、就寝まではパソコンやスマホ、テレビを長時間見ることは避けましょう。ブルーライトによる目への負担だけでなく、光で体内時計が狂って交感神経優位となり、睡眠を妨げてしまうからです。

セルフケア ⑧

目への刺激を阻止する紫外線とブルーライト対策

光が及ぼすダメージはかなり大きい
屋内外ともに過剰な刺激を遮断！

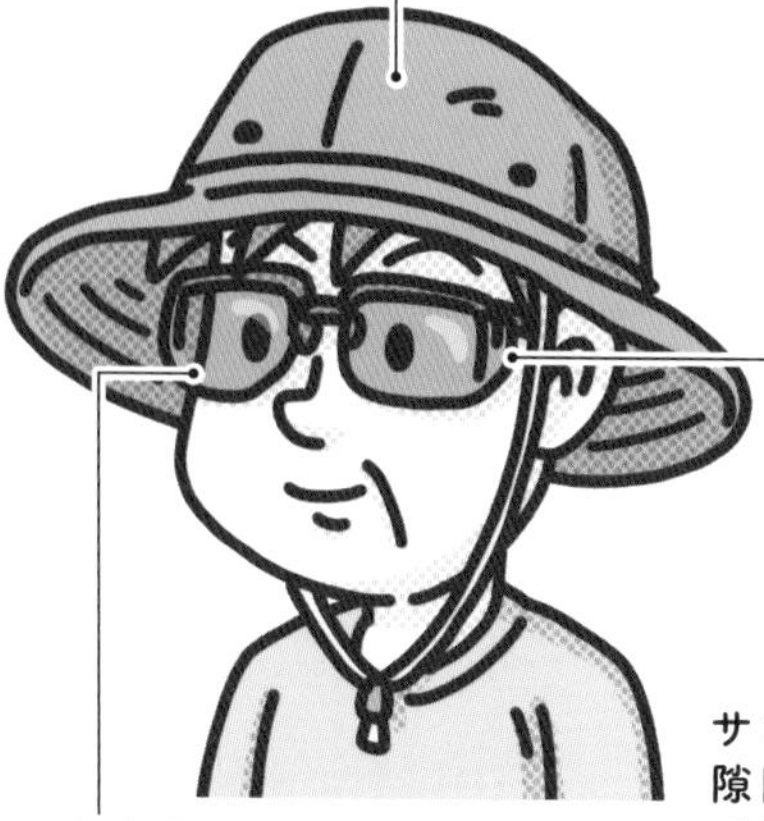

サングラスの上から入ってくる紫外線を防ぐ帽子
サングラスの隙間から入ってくる紫外線を遮断できる形状のフレーム
明るさを完全に遮断しない黄色系のレンズ

サングラスの役割はファッションや、太陽のまぶしさを防ぐためだけではありません。医学的観点では最も重要なのは紫外線から目を保護すること。光の遮断に濃い色のレンズが適していると思うかもしれませんが、実は**黄色などうすめのレンズが最適**です。黒いサングラスでは暗くなるので、目が光を取り込もうとして瞳孔が開くことで散瞳してサングラスの隙間から紫外線が入り、それが目に大きな負

ブルーライトが網膜にダメージを与える

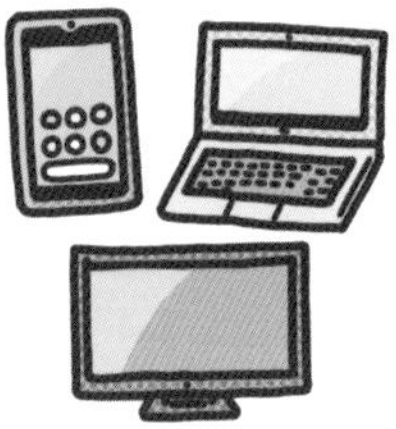

○ ブルーライトとは？

青色の光線で、人間が見る光の中では波長が短い。強いエネルギーを持っており、網膜まで到達し障害する。パソコンやスマホ、テレビ、LED照明から発せられる光に多く含まれる。近くで見るスマホの光障害が最も強い。

対策 1 長時間浴びることを避ける

パソコンやスマホなどを長時間見ないことが先決。1時間の使用で5分以上の休息が推奨されている。

対策 2 光をカットするアイテムを活用

パソコンやスマホにはブルーライトカットのフィルムが流通している。専用のメガネを装用することも有効。

対策 3 寝る前にスマホを使用しない

交感神経を刺激して活動モードになるほか、睡眠を促すメラトニンという成分の分泌を抑制してしまう。

担をかけてしまうのです。網膜色素変性症で専用のサングラス（P91参照）を紹介しましたが、**フレームの横側が光を遮る形状**になっています。上からの光には帽子が役立ちます。白内障や翼状片をはじめ、あらゆる目の病気の予防策に適切なサングラスをかけましょう。

紫外線と同様に目に負担をかける光がブルーライト。その光は網膜まで届き、黄斑部などを傷つけます。仕事で長時間パソコンを使用する人は、**モニターにブルーライトカットのフィルムを貼る、専用のメガネをかける**などの対策を。またスマホは特に近くを見るので長時間の使用を避けたいです。

屋外で紫外線、屋内でブルーライト。これらの光に目をさらし続けるとなにが起こるかはいうまでもありません。

セルフケア⑨

目の酸素不足を招くコンタクトレンズの注意点

角膜内皮細胞が障害を受け角膜混濁を招く

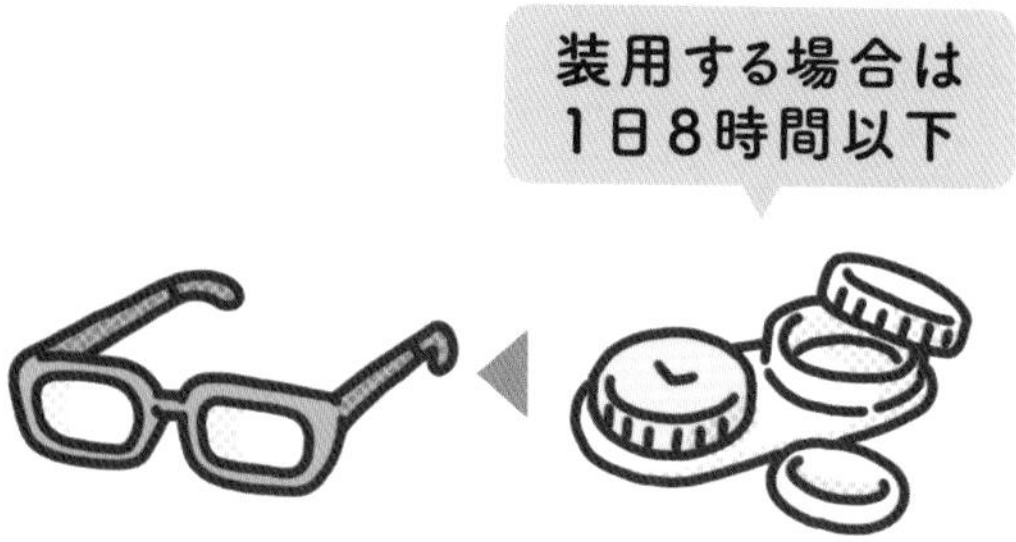
装用する場合は1日8時間以下

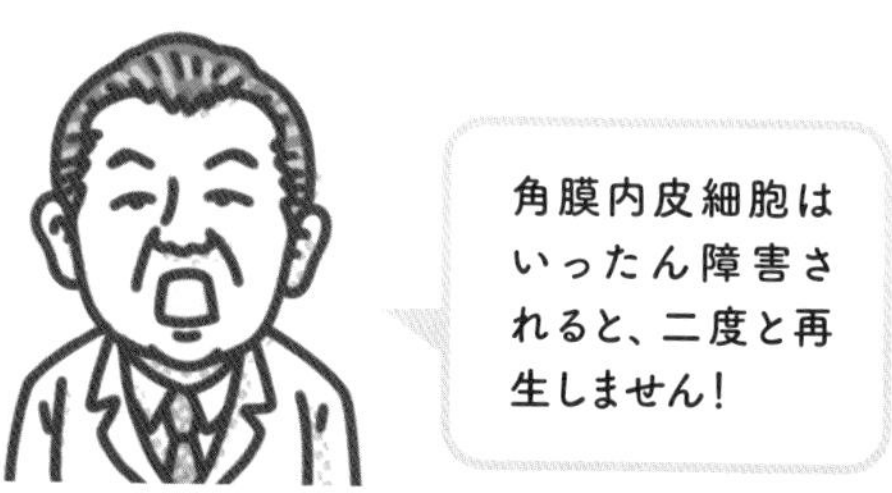
角膜内皮細胞はいったん障害されると、二度と再生しません!

視力を矯正するコンタクトレンズは**医療材料です**。これを装用するということは、患者であるということ。最近では〝酸素透過性が高い〟といううたい文句で流通しているものもあるようですが、酸素の供給を阻害していないわけではありません。また、**装用しているだけでタンパク質やカルシウム、汚れなどが付着して酸素透過性を悪くします**。角膜に酸素がいきわたらなくなると、角膜内皮細胞が

コンタクトレンズが向いていない人もいる

涙の分泌が悪い

ドライアイ

角膜とレンズの間に涙があることで酸素が溶け込み、角膜に供給される。涙の分泌が少ない場合、酸素の供給が阻害された状態。角膜の表面の油量が減っているドライアイも同様。

▼

視力低下や角膜炎などの病気になる

角膜内皮細胞に障害が起こると角膜が混濁し、視力低下の原因になる。コンタクトレンズの装用で角膜自体が傷つき、また細菌の感染によって角膜炎になることもある。

▼

失明する可能性もある!

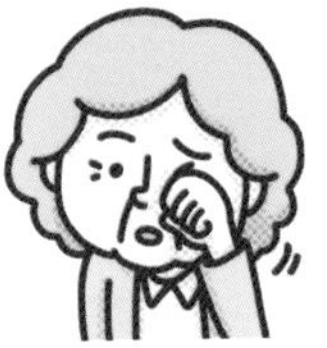

高齢者女性に多い

加齢によって涙の分泌が減り、涙の質自体も低下する。女性に多い傾向がある。

傷つき、やがて減数します。目が赤くなる、ゴロゴロする、視力低下といった症状は、障害が起こっている表れ。恐ろしいことにこの細**胞はいったん障害されると、二度と再生されません。やがてほかの細胞にも支障が出て、角膜混濁を招いてしまいます。**

そもそもコンタクトレンズが向いていない人もいます。レンズは涙に浮いているような状態。酸素は涙に溶け込んで角膜に入っていきます。本来はまばたきによってレンズが動き、新しい涙が間に入ってきますが、**涙の分泌が悪い人はこの作用が働かない**わけです。目に違和感がある場合はレンズをすぐに外してください。また一日最長でも8時間までとし、メガネと併用しましょう。カラーコンタクトは危険なので装用しないでください。

セルフケア ⑩

目薬は症状に合わせて必要なときだけ使う

オールマイティな薬はない 効力は無期限ではない！

目薬のさし方

- 下まぶたを下げて点眼する。
- 1滴で十分。
- 黒目でなくてもよい。
- 点眼後はすぐに目を閉じる。

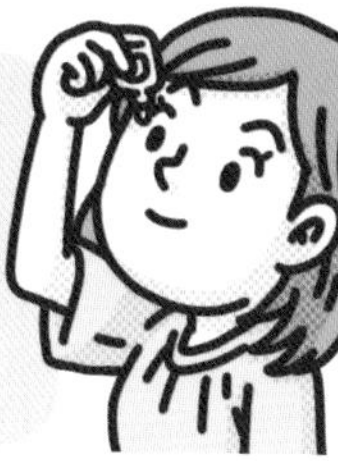

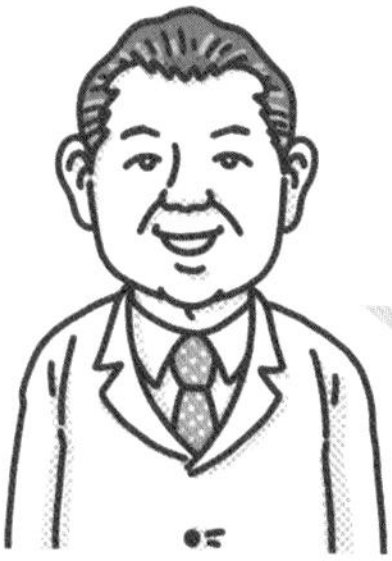

市販の目薬に注意
症状に合っている薬か、長期使用するとほかに障害が起こらないかを確認していますか？　また、多くの保存剤が入っているものが多く、これが障害を起こす要因になることもあります。

食品には消費期限がありますが、その際に「未開封の場合」という文言がありますよね。これは食品に細菌が入ってしまうから。目薬においても同様です。いつ買ったか覚えていないような目薬を使用する人もいると聞きますが、とても危険。目薬をさす際に手についている細菌が混入し、**空気に触れただけでも細菌が付着します。市販の目薬の多くはそれを防ぐために多くの保存剤が入っています。**こ

アレルギー性の目の病気に注意！

花粉症

目の周囲のアトピー性皮膚炎

皮膚の乾燥

かゆみで目を触りすぎてしまうと……

花粉症やアトピー性皮膚炎は目にかゆみを伴うことがある。かいたりこすったりすることで眼球に圧がかかり、白内障や網膜剥離を起こすこともある。細菌が付着すると角膜炎や外傷により円錐角膜の障害が起こり、視力低下を招く。

対策1 眼科で処方される点眼剤を使用

病気の治療薬以外にも眼精疲労やかゆみに対処した点眼剤がある。さすタイミングや期間などの説明を受けて使用すること。

対策2 肌を保湿して皮膚の炎症を防ぐ

目の周りの皮膚の炎症を防ぐことで、目を触ることを避けられる。天然オイルなど副作用のないものを使用して保湿しよう。

対策3 漢方薬を試すのも一手

体質や症状に合った漢方を使用することで、症状が緩和されたり抑制されたりし、体質が改善される場合もある。専門機関で相談すること。

の中に入っている保存剤の成分が多いので角膜障害の要因になることもあります。

目がどんな症状を起こしているかにかかわらずひとつの目薬を使い回している人もいるでしょう。例えば目の充血をとる目薬は一時的な効果はありますが、常用すると血管が増殖拡張して逆効果になり、慢性的に赤目に。涙の分泌を阻害する可能性もあります。もちろん眼科での治療では点眼剤を使用し、症状を抑えたり、進行を遅らせたりする効果があります。**適正な診断のもとで処方される点眼剤を適正に使用する分には問題ありません。**

また、花粉症などのアレルギーのかゆみを抑える目薬は有効です。目をこすって角膜を傷つけるのを避けられるからです。適正なものを必要なときのみに使用しましょう。

セルフケア
⑪

メガネやコンタクトレンズも必須 定期検診で早期発見を

視力だけでは目の状態を探れない 組織、神経、脳まで検査する

年に一度は眼科で検診を！

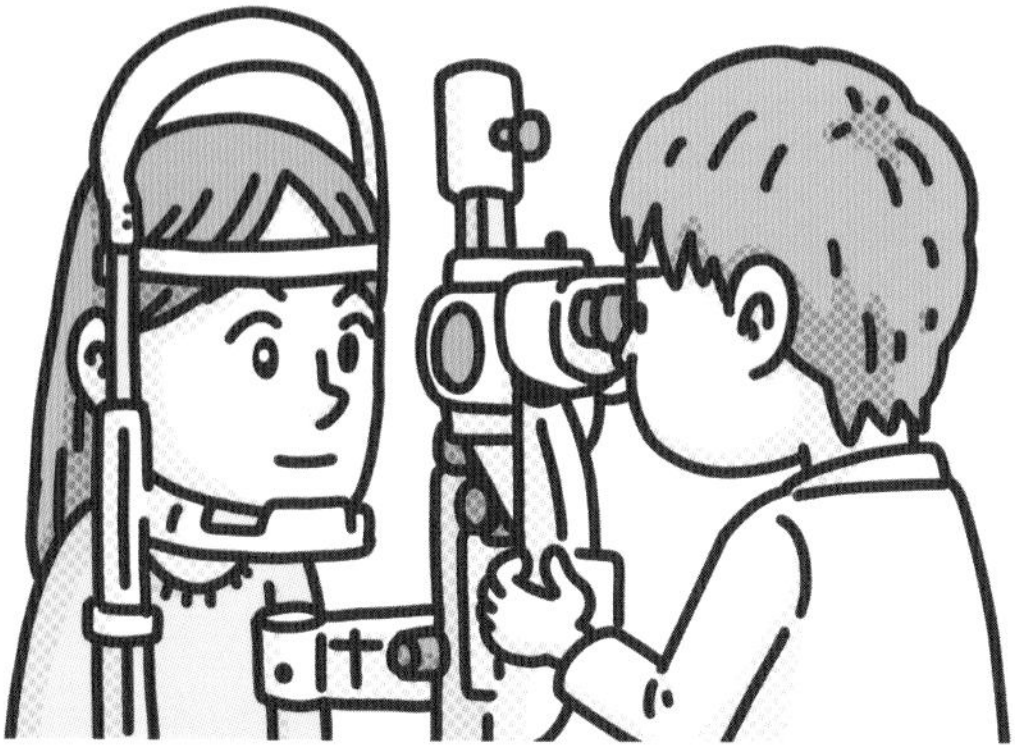

当院で治療を終えた方は、定期的に検診に訪れます。それは目の病気は早期発見が重要なことと、医師に頼るだけでなく予防が健康維持に不可欠であることを痛感されているから。また職場や自治体での定期健康診断では視力検査くらいで、目の異常を発見できるものではありません。目に異常を感じているのに医療機関で「様子を見ましょう」と経過観察だけをいわれ続けてきた人は、信頼できる

定期検診が目の健康を守る

視力矯正

近く、中間、遠くが見えるように矯正し、調節力の低下、眼精疲労を防ぐ。白内障多焦点眼内レンズ手術やICL屈折矯正手術も検討する。

病気の発見と治療

組織のどこかに異常が見つかれば、すぐに治療を開始し、適正なタイミングで手術ができる。合併症も防げる。

治療後の観察

病気によっては再発するものもある。また新たに障害が起こったり、加齢などにより機能が低下していたりする可能性もある。

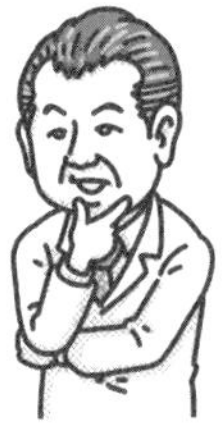

別の医療機関で網膜色素変性症と診断されていた人を再度検査したところ網膜炎や緑内障、網膜剥離だったケースがあります。信じたくないかもしれませんが、誤診がある場合も再度検査することで手遅れを回避できます。

ほかの眼科で検診を受けましょう。症状が悪化している可能性が高く、また**ほかの病気がひそんでいるかもしれません**。緑内障や糖尿病性網膜症など気づきにくい病気もあります。

眼科での検診で主なものは、**視力検査**、近視・遠視・乱視などの屈折異常がわかる**屈折検査**、緑内障の発見に有効な**眼圧検査**、網膜や視神経の状態を見る**眼底検査**、目の病気のほかに視神経や脳の異常の可能性を探る**視野検査**など。これら以外にも症状に応じて専門的検査を行います。

一連の検査はメガネやコンタクトレンズを選ぶ際にも行う必要があります。**〝見える・見えない〟という判断基準だけでなく、目の状態を踏まえたうえでの選択が必要**だからです。

根拠のない健康法や風説に惑わされるのはもうやめよう!

情報が氾濫している今日、
それらの信憑性を判断するのも個人の時代となっている。
目の病気に関する情報についても同様。
ここでは間違った情報を指摘し、正しい情報を紹介する。

① 眼球体操（眼トレ）をすると目がよくなる

めまいの改善として平衡感覚を鍛えるためや、老化を防止するための指導としてあるようですが、情報がめぐるにめぐって“目にいい”と間違った解釈が主流になったケースだと思われます。目を激しく動かすと硝子体線維が揺れ、網膜が引っ張られてしまいます。悪化すると網膜剥離に。このように根拠のない健康法が、かえって目によくないことがあるので注意してください。

② 視力を回復させる絵がある

遠くを見ることは毛様体筋の緊張をほぐす作用がありますが、景色が描かれた絵を見ても効果はありません。それは近くの本を見ているだけで、かえって毛様体筋は緊張します。3Dアートなどを見ると目がよくなるというのは、単なる錯視です。左右で違うものを、脳を錯覚させて実際の映像に見せているのです。これは毛様体筋も視神経も脳も疲れさせます。かえって目を悪くさせるのです。

③ 1分で目がよくなる

人々の関心を引きつけるキャッチフレーズだと捉えてください。本書で目の構造や病気についてできるだけわかりやすく解説してきましたが、それでもすべてを理解するのは難しいでしょう。目の病気は症状に合わせて治療を行います。それが一律に○分で改善されるわけがありません。眼球をかえって悪くする方法を紹介している情報もあるので惑わされないようにしてください。目の治療は医学的手段のみが有効で、予防においても医学的根拠がある対策のみを取り入れてください。

④ ブルーベリーは目の健康によい食材

現時点で医学的に証明されていません。第二次世界大戦の航空機の夜間操縦士が、目の感度が高まるとしてブルーベリーを食べていたことが情報元だとされています。ブルーベリーが目に害を及ぼすわけでもありませんが、期待する目の効果も認められません。この説が生まれてからずいぶん経ちますが、研究が進んでいないことから期待度も高くないと思われます。本書では医学的根拠のある食材のみを紹介（P118 ～ 125参照）していますので参考にしてください。

⑤ ピンホールメガネで老視が改善される

眼科生理学現象に「ピンホール効果」というものがあります。小さくあいた穴を通して見る効果のことです。目にはかなり広い幅の光が入ってきます。この光を網膜に焦点を結ばせるには水晶体を厚くして屈折力を高めなければなりません。ピンホールでは光の幅が狭くなります。そのため調節力が弱くても網膜に焦点を結ばせやすくなります。つまり調節力が高まったわけではないのです。目を細めると少し見えやすくなる現象と同じで、目の障害が解消されたわけでも、機能が高まったわけでもありません。

⑥ 目は洗って清潔にする

目の洗浄は涙が役割を担っています。その昔、学校の水泳の授業のあとに目を洗うための水道がありましたが、現在は廃止されているようです。目に圧をかけるのは危険で、また水道水で洗浄できるわけでもありません。これは目の洗浄液として市販されている製品においても同様。涙には乾燥を防ぐ油成分や、角膜を守るムチンという成分などがあり、これらを洗い流されると本来の機能を失います。花粉症などで目に違和感がある人は、眼科医での診断のうえ、点眼剤を処方してもらいましょう。

⑦ 目の不調は目薬で応急処置

ふたつの観点から回答します。まず市販の目薬は目に障害を起こす可能性があるので注意が必要です（P138参照）。もうひとつの観点は、目の病気で点眼剤のみで治療をすることについて。症状の緩和や病状の進行を抑制するために使用しますが、これは根本的治療ではありません。手術などで障害を取り除き、目の機能を取り戻す際に点眼剤を併用することは有効です。「風邪をひいた際に熱を下げる薬を服用してもウイルスを撃退できるわけではない」と例えるとわかりやすいでしょうか。もちろん、目を洗うことに手洗いやうがいのような効果も期待できません。

⑧ カラーコンタクトで紫外線を保護する

コンタクトレンズは視力矯正をする医療材料ですが、酸素透過性が悪くなり角膜への酸素供給を阻害するため、長時間の装用は避けていただきたいです。それを踏まえると仮にカラーコンタクトレンズに紫外線カットという機能があったとしても、装用するだけで角膜を傷つけていることになります。紫外線を遮断するには、黄色系のうすい濃度のレンズ、隙間を覆った形状のサングラスが有効です。裸眼で生活することが目の治療の目的であり、目の健康を維持する予防目的であることを再度認識してください。カラーコンタクトレンズの装用はやめましょう。

⑨ メガネをかけると視力が落ちる

メガネは視力矯正の医療材料です。またコンタクトレンズのように目に直接触れないため、角膜を傷つけたり、細菌感染を引き起こしたりする心配もありません。メガネで近視が進むことはないのです。視力が低下している場合は、強度近視(P40参照)や調節力の低下、目の病気の可能性があります。検査をして原因を突き止めることが先決です。また“年齢を重ねて老視が治った”という人もいますが、水晶体の中央の部分が濁る核白内障を発症している可能性があります。水晶体の中に屈折力の強い部分ができている病気で、この部分で近くのものを見ているため“よく見える”という現象が起きているだけ。早期に白内障の治療をすれば視力を高められます。

⑩ 網膜剥離をするとスポーツができなくなる

現在の世界水準では行われなくなったバックリング法(P116参照)という手術が日本ではまだ広く行われています。この治療法では網膜剥離になるとスポーツに復帰できないと考えられていたのです。網膜を引っ張っている線維の緊張をゆるめるだけの手術のため、再発する可能性が高いからです。根本治療は小切開での硝子体手術(当院では無縫合)です。障害が起こっている部分に対処し、視力も回復。術後、ボクシングなどの激しいスポーツにも復帰できます。ただし、とても高度な手術のため最先端の設備と高い技術を持つ医師が行うことが求められます。

⑪ 近視は遺伝だから仕方ない

半分正しく、半分間違いです。目の健康を守るという観点からすれば、間違いです。近視は20歳ぐらいまでに進行が止まります。近視になる要因はさまざまですが、遺伝性があるのも確かです。ただ20歳以降も近視が進行している場合は、強度近視という病気の疑いがあります。強度近視（P40参照）だけでなく、目の病気によって視力が低下します。こうした病気を“仕方ない”として放置できるわけありません。治療によって視力は回復しますし、視力矯正手術（P106～115参照）の選択も検討できます。

⑫ ブルーライト対策をすればスマホは目に負担がない

パソコンやスマホ、テレビから発せられるブルーライトは網膜まで届き、網膜障害を引き起こす要因です。ブルーライト対策は現代社会でとても重要なもの。ただし、その対策をしているからといって目に負担がないわけではありません。パソコンもスマホも近くのものを見ているので、毛様体筋は緊張しっぱなし。眼精疲労だけでなく、調節力の低下、網膜障害を招いてしまいます。また、激しく動く映像を見続けるだけで目は疲れます。特にスマホの長時間使用では、網膜黄斑部障害が徐々に起こっています。長時間の使用を避け、休憩を取り入れるようにしてください。

⑬ 紫外線カットには濃いレンズのサングラスがよい

黒色など濃い色のほうが光を遮断します。一方で目は光を取り込むことで“見える”をかなえます。濃いサングラスをすると光を取り込もうと瞳孔が開き、そこへサングラスの隙間から光が入ってしまうのです。結果、水晶体や網膜が障害を受けます。医家向けにデザインされたサングラスはうすい黄色のレンズで、可視光は十分に入るため瞳孔は小さく絞られます。また、隙間を埋めるフレームの形状になっているものはより安心です。紫外線とブルーライトの両方に適応したサングラスもあります。

⑭ 白内障や緑内障、老視は高齢者の病気

加齢による眼球の変化、機能低下によって白内障や緑内障を発症する傾向はあります。ただし白内障や緑内障は合併症として発症するケースも少なくないため、若い世代でも患います。緑内障は初期では気づかれにくい特性があり、高齢になって進行した状態で気づくという背景もあります。また水晶体の厚みを変える調節力は20歳ごろをピークに徐々に衰えていき、老視になることも。近くのものを見る際に水晶体が変化しないため見えにくくなっており、これは若い世代でも起こりうることです。遠視の人は早い時期から老眼を意識し、調節しなくても近くが見える近視の人は老眼の発見が遅れる傾向にあります。

⑮ 薬で白内障や緑内障が治る

大間違いです。目の病気によって薬物治療を行いますが、これはあくまでも病状を悪化させない処置で、適正な手術のタイミングをはかるためでもあります。薬で様子を見たところで、障害が起こっている部分が改善されるわけではありません。発症者数の多い白内障の治療は手術のみが有効です。薬物療法は緑内障でも悪化するスピードをゆっくりにさせるだけです。経過観察をしている間に病状が悪化するだけでなく、合併症を引き起こす可能性もあるのです。なによりも視力低下や視野障害などが起きている状態で生活を続けるのは、患者さんの苦痛でしかありません。大切なのは手術時期を失わないことです。

⑯ 手術は治療の最後の手段である

手術によって病気が治るという意味では、治療の最後になるかもしれません。勘違いしていただきたくないのは、あらゆる治療を施しても回復がみられないから手術をするわけではありません。手術こそが有効な治療で、それを行うためにあらゆる治療を併行させていると思ってください。根本治療を行うことを目的とするなら、手術をするタイミングはできるだけ早いほうがよいです。特に緑内障や網膜剥離は手術のタイミングを逃すと回復できません。ただし、適正な検査、診断があってこそいえることなので、間違った手術をしないように気をつけてください。

⑰ 眼科にセカンドオピニオンは必要ない

セカンドオピニオンとは、診断や治療方針に関して担当医以外の医師に意見を求めることです。何度もお伝えしましたが、日本の眼科医療は世界水準に後れをとっています。これは病院の知名度や大小にかかわりません。あらゆる病気に治療法はありますが、経過観察の期間が長かったり、間違った治療をされていたりした場合、病状が悪化して手術は困難を極め、本来であれば回復できるものが不十分な結果になるケースもあります。本書で眼科医療の実情を知るとともに目の病気の知識を深め、病院探しをしていただきたいです。

⑱ 目の健康に運動は関係ない

糖尿病をはじめ生活習慣病の悪化を防いだり、発症を予防したりするには適度な運動が有効であることは周知されています。糖尿病性網膜症は糖尿病の合併症です。必然的に目の病気に運動が有効になりますよね。また、目と脳、さらに腸は密接な関係があり、運動が脳や腸によいことはいうまでもありません。運動によって自律神経のバランスも整います。パソコンやスマホなど近くを見る時間が長い人は、ウォーキングなどで外出することで遠くを見ることもできますよね。適度な運動は目の健康維持に大切なことなのです。

⑲ 目の病気だから喫煙しても問題ない

大問題です。タバコの成分であるニコチンは血管を収縮させて血流を阻害します。また毒性があり細胞を傷つけます。煙に含まれる一酸化炭素も細胞の酸素不足をもたらします。目には血液から酸素と栄養が供給されるので、血流が阻害されると障害が起こるのは当然のこと。網膜血管の異常は早々に起こります。それは白内障や緑内障、網膜剥離など、病気の発症率を高めることに。喫煙が体のあらゆる臓器や組織によくないように目にも害でしかありません。喫煙者は完全禁煙しましょう。

⑳ 若いから目を多少酷使しても大丈夫だろう

目の病気は子どもから発症します。生まれたときから目を守ることを意識してもらいたいです。例えばプールで泳ぐ際にはゴーグルをつけ、スマホやタブレットの使用は短時間にします。また年齢に限らず目を酷使して毛様体筋の緊張状態が続くと、水晶体や視神経、網膜などに影響が及び、視力低下だけでなく病気が発症しやすい状態になります。“目を保護し、使うたびに休ませる”という積み重ねが、目の寿命を延ばすことにつながります。また生活に支障が出ていなくても定期検診を受けましょう。

㉑ まぶたが下がるのは高齢だから仕方ない

加齢によって筋肉や皮膚がたるみ、まぶたを上げにくくなる人もいます。この症状を「眼瞼下垂」(P54参照)といいます。まぶたが黒目のところまで下がってくるケースもあり、視力低下や視野障害を招きます。これを治療するのも眼科の役割で、「挙筋前転術」と呼ばれる手術によってまぶたを本来の位置に戻すことができます。まぶたは眼瞼挙筋の収縮によって上がります。眼瞼挙筋は途中からうすい膜状の腱膜となり、まぶたの先端部分にある瞼板に付着しています。手術では眼瞼挙筋を瞼板から外して短くし、縫着させるか、タッキング法で治します。目の機能だけでなく、たるんだ皮膚の形成手術も行うので見た目もぐっと若返ります。

㉒ 余生は目の不調に合わせた生活を余儀なくされる

平均寿命が90歳に近づいている今日、体の健康意識は高まっているのに目の健康意識だけが低いのは疑問ですね。それは日本の眼科医療の遅れも原因で、人々に“あきらめ”を生み出しているのかもしれません。本書でも再三お伝えしてきましたが、目の病気は治療法があります。年齢にかかわらず視力も回復させられます。目の健康状態をより高く維持するには早期治療が大原則ですので、毎年、定期検診を受けて異常を早期に発見できるようにしてください。“生涯よい視力での生活”の実現が眼科医療の使命ですから。

23 目の健康維持は眼科医に任すしかない

目の異常を感じたとき、患者さんが医療機関を選択しますよね。その時点でみなさんの意思が働いています。また治療の際にも悪化を防ぐために生活習慣の改善が求められますし、予防においてはみなさんの取り組み次第です。また最先端の設備がなく、手術の技術が低い医療機関にすべてを任せて思うような結果が出なかった際、泣き寝入りするのは患者さん自身です。目の健康を取り戻すには、眼科医と患者さんとの信頼関係が一番。どちらかの意思が欠けていては実現できません。

24 失明したらあきらめるしかない

こんな経験があります。10歳のときに熱を出し、光しか感じない盲状態の視力障害になった70歳の方が来院しました。角膜移植手術、白内障手術、網膜硝子体手術を行い、両目ともに視力が0.6出ました。手術の成功はとてもうれしいことですが、約60年間、大学研修病院で経過観測だけをして目の見えない生活を送られていたことを考えると、残念な気持ちです。いくつになっても視力を回復させられる可能性はあります。少なくとも私はすべての患者さんの目をよくすることをあきらめません。もう一度お伝えします。すべての病気に治療法があります。

目の病気の手術費用の目安
（深作眼科の事例）

主な保険手術費用		
白内障（水晶体再建術）	眼内レンズ挿入	12,100点
	眼内レンズ強膜固定	17,840点
	眼内レンズ挿入なし	7,430点
白内障　※網膜と白内障の同時手術 硝子体茎離断術（その他）		35,770点
白内障　※網膜と白内障の同時手術 硝子体茎離断術（網膜付着組織を含むもの）		45,000点
白内障　※網膜と白内障の同時手術 増殖性硝子体網膜症		60,910点
硝子体茎離断術（その他：硝子体出血への手術など）		29,720点
硝子体茎離断術（網膜付着組織を含むもの：軽～中等度の網膜剥離への手術、黄斑上膜剥離など）		38,950点
増殖性硝子体網膜症（重症の網膜剥離への手術）		54,860点
挙筋前転術（眼瞼下垂への手術）		7,200点
翼状片		3,650点
角膜移植		52,600点
角膜移植　※角膜移植と硝子体の同時手術 硝子体茎離断術（その他）		67,460点
緑内障治療用インプラント挿入術（プレートのないもの）		34,480点
緑内障手術 トラベクレクトミー濾過手術		23,600点
緑内障手術 トラベクロトミー流出路再建術		19,020点

2023年10月現在

※深作眼科六本木院はホテル滞在での手術、深作眼科横浜院は入院手術。入院費などが別途必要になる。

主な自費手術費用		
多焦点眼内レンズ（片眼）	乱視矯正なし	790,000円
	乱視矯正あり	990,000円
多焦点眼内レンズ（両眼）	乱視矯正なし	1,580,000円
	片眼のみ乱視矯正	1,780,000円
	両眼乱視矯正含む	1,980,000円
レーシック矯正（片眼）	220,000円	
レーシック矯正（両眼）	380,000円	
ICL屈折矯正（片眼）	乱視矯正なし	380,000円
	乱視矯正あり	400,000円
ICL屈折矯正（両眼）	乱視矯正なし	760,000円
	片眼のみ乱視矯正	780,000円
	両眼乱視矯正	800,000円
CO_2レーザーでの眼瞼下垂と美容形成手術（自費） ※瞼を上げ美しくするための手術。深作眼科では自費手術で同時に皮膚の美容形成も行っている。	片眼	450,000円
	両眼同一日施行	800,000円

2023年10月現在

- 保険を使って医療を行うことを「保険診療」という。
- 表にある「点」は、医科診療報酬の点数。1点10円で計算。
  例：白内障（水晶体再建術）・眼内レンズ挿入・12,100点の場合、1割負担なら12,100円となる。
- 表は手術のみの点数。保険適用でも検査、薬、入院費などが別途かかる。
- 高額療養費制度により、負担が減る手術もある。
- 保険料は各都道府県内の全市町村が一体となった広域連合ごとに決まる。住んでいる地域、年によって変動する。

あとがき

現代ほど〝生きるということに質が求められる〟時代はないでしょう。ひと昔前は、命を長らえることが医療の大半の目的でした。これが医療の進歩と栄養の改善により、人類は今や１００歳の時代を迎えようとしています。

ところが、寿命が長くなるにつれ、長寿社会が訪れて高齢者が増えるにつれて人々の目の病気が大きな問題となってきています。それは当然です。命の寿命に比べて目の寿命ははるかに短いのです。かつての平均寿命50歳台の時代には、目の寿命が訪れる前に命がなくなっていたので、目の問題はあまり起きませんでした。現代の１００歳時代、目の寿命は60歳台から70歳台と考えてください。つまり、目のメンテナンスをしっかりやらないと、晩年の30年から40年間は不自由な見え方での生活が待っているのです。

試しに目を閉じてみてください。周りの刺激が一気になくなります。テレビも見えない、本も読めない、おいしそうな食事も見えない、きれいな風景も見えない、服を選ぶこともできないですよね。外にいっても見えなければ、怖くて道なんか歩けないので、家に閉じこもることになります。人間の情報は目から8割もしくは9割が入ってくるといわれています。目をつぶれば実感するでしょう。でも目について正しい知識と最新の治療法を知らないまま長生きすると、この不自由な見えない生活が自分に降りかかってくるのです。家族も見えなくなったら大変ですよ。世話を誰がするのですか？　本人だけではなくて、家族みんなが困難な生活となります。こうなると「なんのための長生きなのだろうか？」と、質の高い命を保つには目の健康こそが最重要事項であると理解できるでしょうか。

この本は限られたページで浅く広く目の知識を紹介しています。もっと詳しく知りたいなら、私が書いた新書なども参照してください。どんな専門書よりも詳しく書いています。でも、ほとんどすべての方々が、この本に書いた〝目の真実〟について知らないのですよね。

ぜひとも何度もこの本を読んで、まずは目の予防法を知り、目の異常の早期発見法を実践しましょう。早期に発見できたら、信頼のおける眼科外科医を見つけましょう。実はこれが最も重要です。患者以上に眼科外科医の質の問題が日本の大きな課題だからです。でも患者は自分の問題です。自分を大事に思うならば、最高の目の治療を行って生涯100歳にわたって、最高の視力を保ってください。

最も適した目の予防には、目の病気を起こす原因も知ること。世界基準の最高の眼科医療を受けたいなら、日ごろから最高の眼科医療を受けられる施設や眼科医の調査を怠らないこと。本当に重要なことです。

今一度目を閉じてください。1時間ほどしてから目を開けてください。さあ、あなたがこのすばらしい見え方を護ることの大事さが理解できたなら、今から、目を護るための行動を実践しましょう。この一般向け眼科本があなたの目の健康を生涯護る一助になれば幸いです。

深作 秀春

〔参考文献〕

『やってはいけない目の治療』KADOKAWA

『視力を失わない生き方』光文社

『一生よく見える目になろう』主婦の友社

『世界最高医が教える目がよくなる32の方法』ダイヤモンド社

『視力を失わないために今すぐできること』主婦の友社

『緑内障の真実』光文社

『臨床眼科（Vol.75 No.12）』医学書院

本書に記載している内容は、著者・深作秀春が院長を務める深作眼科の情報をもとに編集しています。治療名など医療専門用語はさまざまな名称があり、本書のものとは違うことがあります。本書を使用しての独自判断ではなく、必ず専門医による診断を行ってください。

［監修］**深作 秀春**（ふかさく・ひではる）

眼科専門医。1953年、神奈川県生まれ。運輸省航空大学校を経て、国立滋賀医科大学卒業。横浜市立大学附属病院、昭和大学藤が丘病院などを経て、1988年深作眼科を開院。米・独などで研鑽を積み、白内障や緑内障などの近代的手術法を開発。米国白内障屈折矯正手術学会（ASCRS）にて常任理事、眼科殿堂選考委員、学術賞審査委員、学会誌編集委員などを歴任。世界最高の眼科外科医を賞するクリチンガー・アワード受賞。ASCRS最高賞を20回受賞。院長を務める深作眼科は日本最大級の眼科として知られ、約25万件の手術を経験。画家でもあり個展を多数開催。多摩美術大学大学院修了。日本美術家連盟会員。

［制作］
企画・編集　セトオドーピス
デザイン　東京100ミリバールスタジオ
イラスト　大野直人

【読む常備薬】

図解 知らないと危険!! 失明リスクのある病気の治療法

加齢黄斑変性、網膜色素変性症、糖尿病性網膜症の真実

2023年11月20日　初版印刷
2023年11月30日　初版発行

著　者　深作 秀春
発行者　小野寺優
発行所　株式会社河出書房新社
〒151-0051 東京都渋谷区千駄ヶ谷 2-32-2
電話　03-3404-1201（営業）
03-3404-8611（編集）
https://www.kawade.co.jp/
印刷・製本　大日本印刷株式会社

Printed in Japan
ISBN978-4-309-29349-3